がん免疫研究を加速する研究ツール

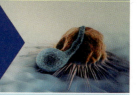

免疫細胞のキリング活性をラベルフリーで測る

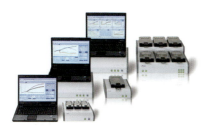

リアルタイム細胞アナライザー
xCELLigence® シリーズ

T細胞のV(D)Jレパトアをシングルセルで解析する

シングルセルNGS ライブラリー調整
Chromium™ Single Cell Controller

CTCs（血中循環がん細胞）を解析する

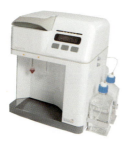

CTCs 濃縮回収装置
ClearCell® FX システム

血漿／血清サイトカインをfMの超感度で測定する

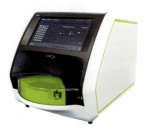

超高感度 ベンチトップELISAリーダー
SR-X™

販売元 **株式会社 スクラム**

本社 〒130-0021 東京都墨田区緑3-9-2 川越ビル
Tel. (03)5625-9711 Fax. (03)3634-6333
大阪営業所 〒532-0003 大阪市淀川区宮原5-1-3 NLC新大阪アースビル403
Tel. (06)6394-1300 Fax. (06)6394-8851

E-mail：webmaster@scrum-net.co.jp　Internet：www.scrum-net.co.jp

実験医学 2018 Vol.36 No.9 6

CONTENTS

特集

がんは免疫系をいかに抑制するのか
免疫チェックポイント阻害剤の真の標的を求めて

企画／西川博嘉

- 1432 ■ 概論—がん免疫が開くヒト免疫学新時代 …………… 西川博嘉
- 1439 ■ がん微小環境における免疫病態 …………… 河上　裕
- 1445 ■ すべてはここから始まった，CTLA-4 …… 横須賀 忠，若松 英，古畑昌枝，豊田博子，秦 喜久美，矢那瀬紀子，町山裕亮
- 1452 ■ それでもわれわれがPD-1を捨てられない理由 …………… 石田靖雅
- 1457 ■ 制御性T細胞・ステロイド
  —異なる2つの観点からの"免疫抑制" …………… 前田優香
- 1463 ■ TAM・MDSCによる免疫抑制機構 …………… 吉永正憲，竹内　理
- 1468 ■ がん局所の代謝改善による免疫抑制の解除 …………… 高塚奈津子，茶本健司
- 1474 ■ 新規がん免疫療法研究開発の「狂騒曲」 …………… 冨樫庸介
- 1483 ● 特集関連書籍のご案内
- 1484 ● 特集関連バックナンバーのご案内

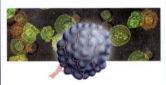

表紙より

写真：T細胞受容体（赤，活性化シグナル）とPD-1（緑，抑制性シグナル）によるT細胞（透過光）の時空間的活性化制御．T細胞ががん抗原を提示されるプライミング相で，また標的がん細胞を傷害するエフェクター相で，機能を反映したさまざまな受容体マイクロクラスターが形成される（提供：横須賀 忠）．イラスト：がん組織．

連載

カレントトピックス

- 1493 ● 通性化学合成独立栄養好熱細菌における可逆的な始原的TCA回路の発見 …………… 布浦拓郎，力石嘉人，跡見晴幸
- 1497 ● 多発性硬化症において，血中のエクソソームが制御性T細胞の分化を抑制する …………… 木村公俊，北條浩彦，山村　隆
- 1501 ● 狙ったDNA塩基を直接変換，細菌ゲノムの高効率点変異・多重改変技術 …………… 寺本　潤，坂野聡美，西田敬二
- 1506 ● FoxO転写因子はオートファジーやプロテオグリカン4調節を介して軟骨の恒常性や変形性関節症を制御する …………… 松﨑時夫，Martin K. Lotz

News & Hot Paper Digest

- 1486 ■天体観測の技術で生体内部の視界を開く（清末優子）■接触性皮膚炎の病態はわさびとからしの受容体で説明できる（丸山健太）■抗体による内在性タンパク質分解除去（鐘巻将人）■脳神経回路の結合配線ロジックは？（水谷治央）■アムジェン社 v. サノフィ社判決から窺える抗体医薬クレームの広さ（飯田雅人）

［編集顧問］
井村裕夫／宇井理生／笹月健彦／
高久史麿／堀田凱樹／村松正實

［編集幹事］
新井賢一／清水孝雄／高井義美／
竹縄忠臣／野田 亮／御子柴克彦／
矢崎義雄／山本 雅

［編集委員］
今井眞一郎／上田泰己／牛島俊和／
岡野栄之／落谷孝広／川上浩司／
小安重夫／菅野純夫／瀬藤光利／
田中啓二／宮園浩平

（五十音順）

2018 Vol.36 No.9
Experimental Medicine

6

注目記事

Next Tech Review
RNA情報を編集する新たな遺伝子改変・制御技術　福田将虎，野瀬可那子　1522

創薬に懸ける
　ユニークな創薬戦略により見出されたMEK阻害剤トラメチニブ　酒井敏行，山口尚之　1546

クローズアップ実験法
　生物画像処理・解析を加速するImageJマクロプログラミング　加藤　輝　1513

研究 3DCGアニメーション入門
　動け，CG！　太田　将　1530

私の実験動物、やっぱり個性派です！
　オミクス解析にも応える実験動物ソメワケササクレヤモリ　原 雄一郎，清成　寛，工樂樹洋　1540

ラボレポート—独立編—
　アメリカで魚類の進化発生のラボを運営する—Department of Genetics, Rutgers,
The State University of New Jersey　中村哲也　1552

Opinion—研究の現場から
　海外大学院への進学という選択肢　水口智仁，落合佳樹，戌亥　海　1557

バイオでパズる！
　バランスをとろう　山田力志　1558

Book Review	1556
INFORMATION	1561～1564
羊土社 新刊 & 近刊案内	前付7
実験医学 月刊・増刊号バックナンバーのご案内	1568～1569
編集日誌	1560
次号予告	1485, 1570
取扱店一覧	1565～1566
奥付・編集後記	1570
広告目次	1567

JOKOH

機器・試薬・消耗品からナノまで！！

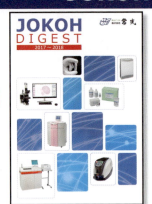

■実験動物関連（関連する多品種の製品をラインナップ）

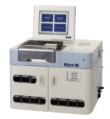
迅速自動固定包埋装置
Histra-QS

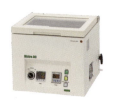
迅速脱灰・脱脂・固定装置
Histra-DC

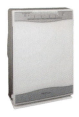
VOC対応脱臭機

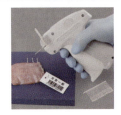
検体固定・表示ツール

■高圧超微粒子化装置関連（ナノジェットパル®シリーズをラインナップ）

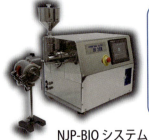
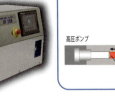
NJP-BIOシステム

- 大腸菌など菌体の粉砕
- 新化合物の微粒化
- 化粧品材料の乳化
- 食品材料の分散、他

蛋白質精製、毒性・安全性試験などの前処理に

★独自技術で「ラボから生産スケールまで」ご用意!!

■試薬関連（体外診断用医薬品、研究用プローブをラインナップ）

《体外診断用医薬品》

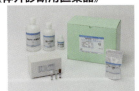
ヒストラ HER2 FISH キット

《研究用試薬》

	品名
肉腫関連 FISHプローブ	ヒストラ MDM2/Ch-12
	ヒストラ FUS Break Apart
	ヒストラ DDIT3 Break Apart
	ヒストラ EWSR1 Break Apart
	ヒストラ SS18 Break Apart

	品名
神経膠腫関連 FISHプローブ	ヒストラ 1p31/1q25
	ヒストラ 19q13/19p13
USP6 FISHプローブ	ヒストラ USP6 Break Apart
ALK FISHプローブ	ヒストラ ALK Break Apart

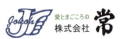
愛とまごころの 株式会社 常光

営業サービス部／ナノマテリオエンジニアリング事業部
：神奈川県川崎市高津区宇奈根731-1　Tel: (044)811-9211㈹
支店・営業所　札幌・仙台・東京・名古屋・大阪・福岡

製品情報（ホームページ）　：http://jokoh.com　　　　　Histra情報　　　：http://www.pathology.jp
お問い合わせ先　　　　　：http://www.jokoh.com/contact.htm　ナノ関連情報　：http://www.jokoh.com/jetmill/

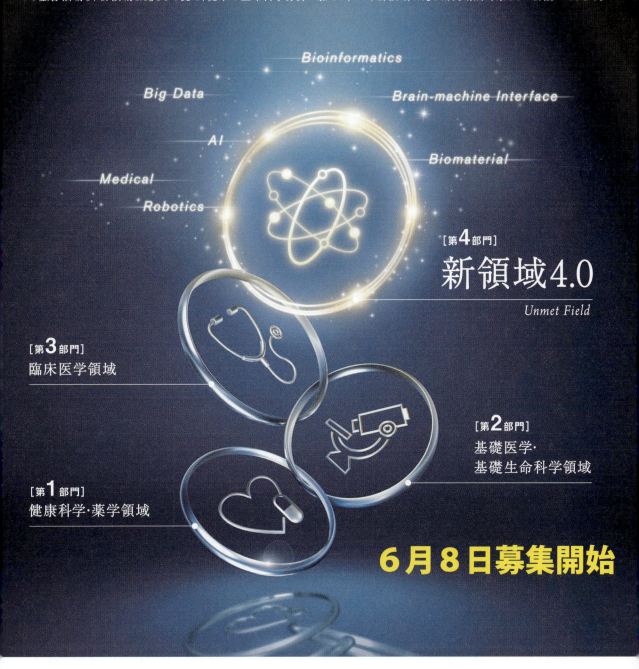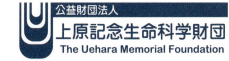

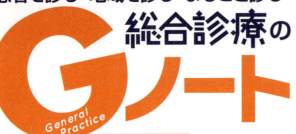

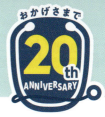

もうご登録済みですか？
羊土社会員・メールマガジンのご案内

「羊土社HP」と「メールマガジン」、皆さまご覧いただいておりますでしょうか？
新刊情報をいち早く得られるのはもちろん、書籍連動、WEB限定のコンテンツなども充実．
書籍とあわせてご覧いただき、ぜひ情報収集の1ツールとしてお役立てください！
もちろん登録無料！

「羊土社会員」(登録無料)

多彩な魅力的コンテンツがご覧いただけます！

新刊や気になる書籍をいち早く購入できる！

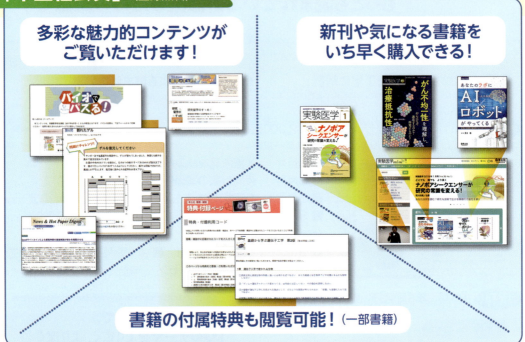

書籍の付属特典も閲覧可能！(一部書籍)

メールマガジン(登録無料)

新刊書籍情報をいち早く手に入れるには、一にも二にもまずメルマガ！ほか学会・フェア・キャンペーンなど、登録しておけばタイムリーな話題も逃しません！

■「羊土社ニュース」
　毎週火曜日配信．「実験医学」はじめ、生命科学・基礎医学系の情報をお届けします

■「羊土社メディカル ON-LINE」
　毎週金曜日配信．「レジデントノート」「Gノート」はじめ、臨床医学系の情報をお知らせします

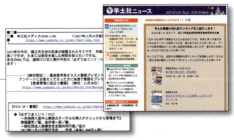

「羊土社会員」「メールマガジン」のご登録は羊土社HPトップから
www.yodosha.co.jp/

羊土社 12〜6月の新刊&近刊案内

実験医学増刊 Vol.36 No.7 【NEW】
超高齢社会に挑む 骨格筋のメディカルサイエンス
〜筋疾患から代謝・全身性制御へと広がる筋研究を、健康寿命の延伸につなげる

編／武田伸一

定価（本体 5,400円＋税）
B5判　フルカラー　230頁
ISBN 978-4-7581-0370-1
詳しくは本誌 1529ページへ　**先端review**

トップジャーナル395編の 【NEW】
「型」で書く医学英語論文
言語学的 Move 分析が明かした執筆の武器になるパターンと頻出表現

著／河本　健，石井達也

定価（本体 2,600円＋税）
A5判　2色刷り　149頁
978-4-7581-1828-6
詳しくは本誌 1444ページへ　**語学**

伝わる医療の描き方 【NEW】
患者説明・研究発表がもっとうまくいくメディカルイラストレーションの技

著／原木万紀子　監／内藤宗和

定価（本体 3,200円＋税）
B5判　フルカラー　143頁
978-4-7581-1829-3
詳しくは本誌 1482ページへ　**実用**

実験医学増刊 Vol.36 No.5　好評発売中
レドックス疾患学
〜酸素・窒素・硫黄活性種はどう作用するのか，どこまで健康・疾患と関わるのか？

編／赤池孝章，本橋ほづみ，
　　内田浩二，末松　誠

定価（本体 5,400円＋税）
B5判　フルカラー　276頁
ISBN 978-4-7581-0369-5
詳しくは本誌 後付6ページへ　**先端review**

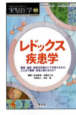

理系総合のための 生命科学 第4版　好評発売中
分子・細胞・個体から知る"生命"のしくみ

編／東京大学生命科学教科書編集委員会

定価（本体 3,800円＋税）
B5判　2色刷り　342頁
ISBN 978-4-7581-2086-9
詳しくは本誌 1545ページへ　**教科書**　**参考書**

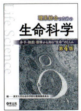

実験医学増刊 Vol.36 No.2　好評発売中
がん不均一性を理解し，治療抵抗性に挑む
〜がんはなぜ進化するのか？再発するのか？

編／谷内田真一

定価（本体 5,400円＋税）
B5判　フルカラー　202頁
ISBN 978-4-7581-0368-8
詳しくは本誌 後付7ページへ　**先端review**

栄養科学イラストレイテッド
生化学 第3版　好評発売中

編／薗田　勝

定価（本体 2,800円＋税）
B5判　フルカラー　240頁
ISBN 978-4-7581-1354-0
教科書　**参考書**

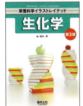

栄養科学イラストレイテッド［演習版］
生化学ノート 第3版　好評発売中

編／薗田　勝

定価（本体 2,600円＋税）
B5判　2色刷り　200頁
ISBN 978-4-7581-1355-7
教科書　**参考書**

実験医学別冊　【近刊 5月下旬発行予定】
細胞・組織染色の達人
実験を正しく組む，行う，解釈する免疫染色とISHの鉄板テクニック

監修／高橋英機　著／大久保和央
執筆協力／ジェノスタッフ株式会社

定価（本体 6,200円＋税）
AB判　フルカラー　約190頁
978-4-7581-2237-5
詳しくは本誌 1438ページへ　**実験**

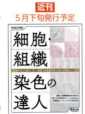

実験医学増刊 Vol.36 No.10　【近刊 6月上旬発行予定】
脂質クオリティ
生命機能と健康を支える脂質の多様性

編／有田　誠

定価（本体 5,400円＋税）
B5判　フルカラー　約220頁
978-4-7581-0371-8
先端review

Now Printing

遺伝学・ゲノム科学・医療を結ぶための知識をコンパクトに解説

診療・研究にダイレクトにつながる
遺伝医学

渡邉　淳／著

- 定価(本体 4,300円+税)　■ B5判　■ 246頁　■ ISBN 978-4-7581-2062-3

学生や遺伝の非専門家向けに，ヒト遺伝学と遺伝医療の
ミニマムエッセンシャルを解説したテキスト．

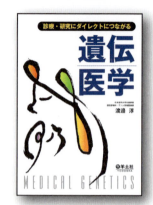

目次概略

- **第1章　「ヒトのゲノム」を解剖する―染色体・遺伝子・DNA**
  染色体：常染色体と性染色体／細胞分裂：減数分裂・体細胞分裂／遺伝子発現：セントラルドグマ／アレル・遺伝型・連鎖　など
- **第2章　「ヒトのゲノム」の変化で起きる疾患―遺伝性疾患**
  家族歴・家系図／遺伝形式：常染色体とX染色体／エピジェネティクス異常／染色体異常とは／がん関連遺伝子　など
- **第3章　「ヒトのゲノム」で診断する**
  　　　　― 遺伝子関連検査・染色体検査
  核酸抽出／塩基配列決定法／組換えDNA技術／発症前診断／遺伝子関連検査の現状・ガイドライン　など
- **第4章　ゲノム情報を治療に生かす**
  代謝物へのアプローチ：新生児マス・スクリーニング／遺伝子へのアプローチ：遺伝子治療／個別化医療・ファーマコゲノミクス（PGx）検査　など
- **第5章　ゲノム医療で活用される統計**
  遺伝性疾患の再発率（リスク）／相対危険率（相対リスク比）・オッズ比／検定・統計的有意差／感度・特異度／陽性適中率・陰性適中率　など
- **第6章　ゲノム医療をとりまくもの―研究から診療へ**
  ELSI（倫理的・法的・社会的課題）／遺伝子マッピング：連鎖解析／遺伝カウンセリング／「ヒトの遺伝・ゲノム」リテラシー／　など

がんと正しく戦うための
遺伝子検査と精密医療
いま、医療者と患者が知っておきたいこと

西原広史／著

- 定価(本体 3,200円+税)　■ B5変形判
- 136頁　■ ISBN 978-4-7581-1819-4

NGSの臨床実装にいちはやく取り組んできた著者が，
遺伝子パネル検査の現状と展望を解説したハンドブック．

目次概略

- **第1章　「がん」のなりたちと、遺伝子変異**
  「がん」という病気は1つではない／「がん化」と遺伝子／「がん遺伝子」と「がん抑制遺伝子」／がん化の様々な原因　など
- **第2章　遺伝するがん、しないがん**
  「遺伝するがん」とは／同じ遺伝子が原因でも、遺伝するがんとしないがんがある／遺伝子検査ではわからないことも沢山ある　など
- **第3章　遺伝子の異常とがん治療薬**
  抗がん剤と副作用／分子標的治療薬の標的は後で見つかることがある／ドライバー遺伝子変異のパターンで「がん」が分類できる　など
- **第4章　がんの遺伝子検査**
  日常診療のなかのがん遺伝子検査／次世代シークエンサーの登場／高度なデータ解析でようやく意味のある情報に／遺伝子パネル検査の実例　など
- **第5章　一人ひとりにあわせたがん治療**
  臓器別から遺伝子変異別へのパラダイムシフト／免疫チェックポイント阻害剤の効果指標／今できる遺伝子検査後の治療の可能性　など
- **第6章　次世代のがん予防、がん治療へ**
  がん検診・生検の限界／血液からがんを見つける／がんのリスクを調べるには

発行　羊土社　YODOSHA
〒101-0052　東京都千代田区神田小川町2-5-1　TEL 03(5282)1211　FAX 03(5282)1212
E-mail : eigyo@yodosha.co.jp
URL : www.yodosha.co.jp/
ご注文は最寄りの書店、または小社営業部まで

次世代シークエンスを始めたいあなたのためのオススメ書籍

腸内フローラも環境メタゲノムもこの1冊にお任せ！

実験医学別冊　NGSアプリケーション

今すぐ始める！
メタゲノム解析
実験プロトコール

ヒト常在細菌叢から環境メタゲノムまでサンプル調製と解析のコツ

編集／服部正平

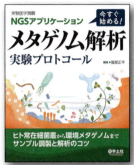

試料の採取・保存法は？　コンタミを防ぐコツは？　データ解析のポイントは？　腸内，口腔，皮膚，環境など多様な微生物叢を対象に広がる「メタゲノム解析」．その実践に必要なすべてのノウハウを1冊に凝縮しました．

◆定価（本体8,200円＋税）
◆AB判　231頁
◆ISBN978-4-7581-0197-4

発現解析などRNAを使ったあらゆる解析を網羅！

実験医学別冊　NGSアプリケーション

RNA-Seq
実験ハンドブック

発現解析からncRNA、シングルセルまであらゆる局面を網羅！

編集／鈴木　穣

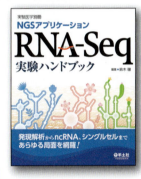

次世代シークエンサーの数ある用途のうち最も注目の「RNA-Seq」に特化した待望の実験書が登場！　遺伝子発現解析から発展的手法，各分野の応用例まで，RNA-Seqのすべてを1冊に凝縮しました．

◆定価（本体7,900円＋税）
◆AB判　282頁
◆ISBN978-4-7581-0194-3

こちらもオススメ

実験医学別冊

次世代シークエンス解析スタンダード

NGSのポテンシャルを活かしきるWET&DRY

編集／二階堂愛

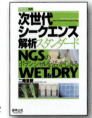

Exome-Seq，ChIP-Seqなど幅広い用途とそのノウハウを漏らさず紹介．データ解析の具体的なコマンド例もわかる"全部入り"の1冊！

◆定価（本体5,500円＋税）
◆B5判　404頁
◆ISBN978-4-7581-0191-2

発行　羊土社 YODOSHA
〒101-0052　東京都千代田区神田小川町2-5-1　TEL 03(5282)1211　FAX 03(5282)1212
E-mail：eigyo@yodosha.co.jp
URL：www.yodosha.co.jp/

ご注文は最寄りの書店，または小社営業部まで

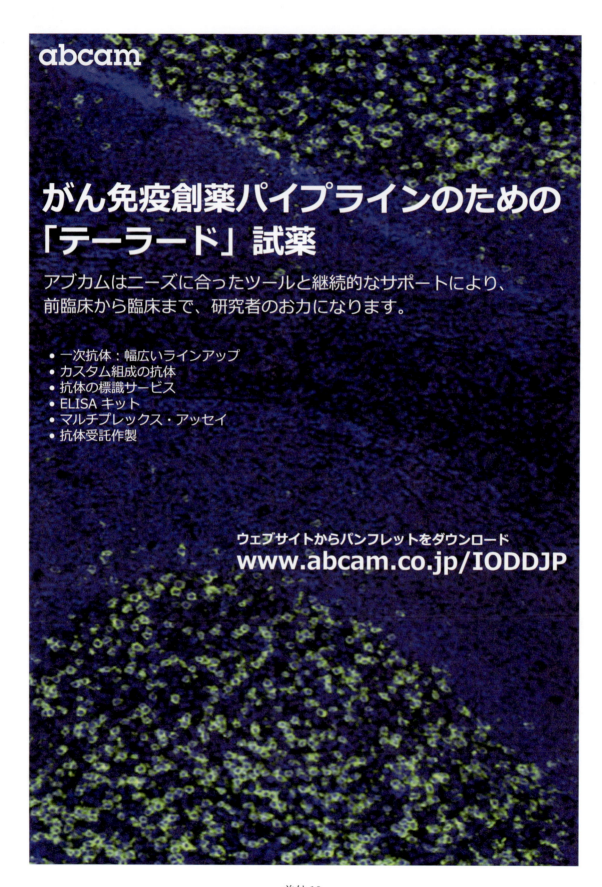

実験医学 Vol.36 No.9 2018 6
Experimental Medicine

特集

がんは免疫系をいかに抑制するのか
免疫チェックポイント阻害剤の真の標的を求めて

企画／西川博嘉

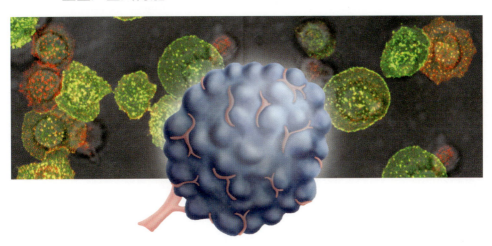

- 概論—がん免疫が開くヒト免疫学新時代 ……………………………………………… 西川博嘉 1432
- がん微小環境における免疫病態 …………………………………………………………… 河上　裕 1439
- すべてはここから始まった，CTLA-4
  　　　　………………… 横須賀 忠，若松　英，古畑昌枝，豊田博子，秦 喜久美，矢那瀬紀子，町山裕亮 1445
- それでもわれわれがPD-1を捨てられない理由 ………………………………………… 石田靖雅 1452
- 制御性T細胞・ステロイド—異なる2つの観点からの"免疫抑制" ………… 前田優香 1457
- TAM・MDSCによる免疫抑制機構 ……………………………………… 吉永正憲，竹内　理 1463
- がん局所の代謝改善による免疫抑制の解除 …………………………… 高塚奈津子，茶本健司 1468
- 新規がん免疫療法研究開発の「狂騒曲」 ………………………………………………… 冨樫庸介 1474

特集関連書籍のご案内 ……………………………………………………………………………………… 1483
特集関連バックナンバーのご案内 ………………………………………………………………………… 1484

特集 がんは免疫系をいかに抑制するのか

概論

がん免疫が開く
ヒト免疫学新時代

西川博嘉

近年，外科的切除・化学療法・放射線療法といったがん自体を標的とする治療と異なり，宿主の免疫系を活性化することでがん細胞を攻撃，駆逐するがん免疫療法が注目を集めている．とりわけ免疫チェックポイント阻害剤とよばれるCTLA-4やPD-1といった免疫共抑制分子（免疫チェックポイント分子）に対するブロッキング抗体が多くのがん種に対して国内外で臨床応用が進んでいる．免疫チェックポイント阻害剤の臨床応用により，がんがさまざまな免疫抑制機構により免疫系からの攻撃を逃避していることが明らかになってきた．ここでは，本特集でとり上げるがんがもつ免疫抑制機構の研究および今後の臨床展開について概略を述べる．

■ はじめに

約半数の日本人が悪性腫瘍（がん）に罹患する．がんは日本人の死亡原因の30％を超え年々増加傾向にあり，まさに「国民病」とも言える疾患となっている．がんの治療法として外科的切除，化学療法，放射線療法があり，おのおのの治療分野でめざましい進歩がみられるが，依然としてがんの治癒は困難で，新規治療法の開発が喫緊の課題である．近年，がん免疫療法が第4のがん治療法として注目を集めている．従来のがん治療ががん細胞自体を標的とするのと異なり，がん免疫療法は宿主の免疫系を活性化し，がん細胞を攻撃・駆逐する．前立腺がんに樹状細胞療法を応用したSipuleucel-Tがアメリカ食品医薬品局（FDA）から承認されたのを皮切りに，がん免疫療法は新たな時代に入った．とりわけCTLA-4やPD-1といった免疫共抑制分子（免疫チェックポイント分子）によるT細胞応答の抑制（ブレーキ）をはずすブロッキング抗体（免疫チェックポイント阻害剤）の抗腫瘍効果が証明され，悪性黒色腫，非小細胞肺がん，腎細胞がん，膀胱がん，頭頸部がん，胃がんやホジキンリンパ腫をはじめ，多くのがん種に対して臨床応用が進んでいる．免疫チェックポイント阻害剤の臨床応用により，がん免疫療法の「光と陰」，つまり従来の抗がん剤と比較して進行がん患者でも劇的な効果を示す一方，治療効果の個人差，耐性の出現，副作用などの課題も明らかになってきた．がん免疫療法は依然として発展途上で，がんがどのように免疫系を抑制し生き延びるのか，そのメカニズムを知ることが，がん免疫療法の成功，さらにはがん征圧のための重要な鍵となる．ここでは，がんによる免疫抑制機構に焦点を当て，その解明による新たな治療戦略の現状について概略を述べる．

A new era of human immunology opened by cancer immunology
Hiroyoshi Nishikawa：Department of Immunology, Nagoya University Graduate School of Medicine/ Division of Cancer Immunology, Research Institute / Exploratory Oncology Research & Clinical Trial Center (EPOC), National Cancer Center（名古屋大学大学院医学系研究科微生物・免疫学講座分子細胞免疫学/国立がん研究センター研究所腫瘍免疫研究分野/先端医療開発センター免疫TR分野）

1 がん免疫研究の歴史

　免疫系は自己と非自己を識別し，自己には反応せず非自己に反応して排除する．がん細胞は遺伝子変異の蓄積により形成されることから，免疫系はこれらの遺伝子変異に由来するタンパク質を異物（抗原）と認識し，生体内に生じたがん細胞を破壊してがんの進展を抑制していることが現在では明らかになっているものの，「免疫系が生体内に生じたがん細胞を異物として認識し攻撃するか」については長年にわたり議論がなされてきた[1]．

　Coleyが「悪性腫瘍患者で，細菌感染により腫瘍が退縮する」ことがあるのを見出したことが，炎症・免疫をがん治療に応用する試みのはじまりである[2]．これらの事象をもとに20世紀初頭Ehrlichは免疫系が体内で絶え間なく出現する異常細胞（がん細胞）を排除しないなら，がんの発生は驚くべき頻度となると考え，免疫系ががんから生体を防御していると言う概念を提唱した[3]．この考えはBurnetとThomasに引き継がれ，1960年代に「生体内では頻繁に細胞に遺伝子異常が引き起こされ悪性細胞が出現するが，これらの危険な悪性細胞は免疫系により認識され排除される」というがん免疫監視機構（cancer immunosurveillance）としてまとめられた[4]．一方で，Medawarらによる自己免疫寛容機構の解明により，"自己もどき"である腫瘍は免疫系に排除されないという，がんに対する免疫応答に否定的な見解も示された[5]．1970年代，野生型マウスと比較して胸腺を欠損したヌードマウス（理論上T細胞が存在しないが，実際はT細胞の残存，NK細胞の強い活性化が認められた）で化学発がんに差が認められなかったことが，Stutmanらにより報告される[6]と共にColey's toxinによる治療成果も十分でなかったことから，がんに対する免疫応答の存在が疑問視されるとともに，がん免疫研究の歴史は一時後退した．

　その後，遺伝子改変技術などの実験技術の進歩により，種々の免疫関連遺伝子変異動物を用いて発がんへの影響が検討された結果，リンパ球が存在しないRAG（recombination-activating genes）欠損マウスやIFN（interferon）-γやパーフォリンといった抗腫瘍免疫応答にかかわる分子が欠損したマウスでは発がんが促進することが示され，がん免疫監視機構の存在が動物モデルで証明された．さらに，1991年にはヒトがん抗原がBoonらによって同定され[7]，ヒトにおいてもがん免疫応答の存在が分子的に解明される端緒となった．現在，免疫系が発がんからがんの進展にかかわる過程は，SchreiberやOldらによって「がん免疫編集（cancer immunoediting）」としてまとめられている[8][9]．

2 がん免疫編集とがん免疫療法

❶ がんに対する免疫応答と発がん

　免疫系が発がんからがんの進展にかかわる過程は，排除相，平衡相，逃避相の３つに分けられて「がん免疫編集」としてまとめられており[8][9]，これを理解することはがんに対する免疫療法を理解するうえできわめて重要である．

　紫外線や放射線などの外界からのさまざまな刺激により生体内に出現した異常細胞（がん細胞）は細胞の自己修復能により修復されるが，修復できない場合は免疫系から攻撃を受けて排除され，生体の恒常性が維持される（がん免疫監視＝排除相）．しかし，がん細胞は免疫系が存在する環境において生存するのに適した免疫原性が低い（免疫応答が容易に誘導されるがん

特集 がんは免疫系をいかに抑制するのか

抗原を有しない）がん細胞をダーウィンの自然選択説的に選択することで，免疫系からの攻撃を回避して生体内に生存可能となるが，この状態では無限に増殖できない（平衡相）．そこで，本来は不適切，もしくは過剰な免疫応答を抑制することで生体の恒常性を維持するのに重要な働きをしている免疫抑制機構をがん組織に取り込み，積極的に抗腫瘍免疫応答を抑制する環境をつくり上げて免疫系からの攻撃を逃避することで無限に増殖し（逃避相），臨床的「がん」となる．よって，臨床的に診断される「がん」は，免疫学的に選択され，多様な免疫逃避機構を確立した"編集（edit）された"がん細胞の集団となっている[8) 9)]．つまり，がん免疫療法を成功させるには，がん細胞にすでに構築された免疫抑制ネットワークを解除するとともに免疫原性の低いがん細胞に対して強力な免疫応答を誘導する必要がある．

❷ がん免疫編集から見た cold tumor と hot tumor

　　免疫応答をがん治療に応用する試みは，BCG（Bacille de Calmette et Guérin）の膀胱がん治療や IL-2 などのサイトカイン療法の悪性黒色腫，腎細胞がんなどへの応用例があるものの，長年にわたりがん治療の第4の柱としてのがん免疫療法の成功には結びつかなかった．さらにヒトがん抗原の同定により，がん抗原分子を投与することで抗腫瘍免疫応答を賦活化する試み（がんワクチン療法）がなされたが，期待されたような臨床効果は認められなかった．このとき用いられたがん抗原は，多くのがん患者で共通して発現が認められる自己由来抗原分子（shared antigen）で，自己由来のこれらの抗原に対しては，胸腺での正および負の選択により自己免疫寛容が成立している[5) 10)]．さらに近年の抗原特異的T細胞の解析技術の進歩により，胸腺での負の選択を免れた自己反応性T細胞が，末梢で制御性T細胞に抑制され，不可逆な不応答状態に陥ることで免疫寛容が維持されていることも示されている[11)]．よって自己由来抗原分子（shared antigen）に対するCD8$^+$T細胞を活性化して有効な抗腫瘍免疫応答を誘導するには，制御性T細胞を除去したうえでCD8$^+$T細胞を活性化に導くなどの複合免疫療法が必須である．

　　一方，がん細胞に蓄積する遺伝子変異に由来するタンパク質は，生体にとって新たに出現した異物（抗原）であり，がん特異抗原（tumor-specific antigens, TSA = neoantigen：ネオ抗原）とよばれる．これらの抗原は，免疫系とりわけCD8$^+$T細胞の標的となるため，ネオ抗原が多数存在するがんではがん局所にCD8$^+$T細胞が多数存在すると考えられる[10)]．しかし，がん細胞は，発がんの過程でCD8$^+$T細胞からの攻撃を逃避する必要があることから免疫抑制細胞および免疫抑制関連分子発現も同時に認められる immunogenic tumor（hot tumor）になると考えられる[12) 13)]．さらに，がん免疫編集説に従えば，これらの異物と認識される免疫原性の高い抗原分子は，本来は発がん過程で排除されているべき抗原と考えられる．よって平衡相において，これらの免疫原性が高いがん抗原が脱落しなかったがん細胞は抗原提示機構やIFN-γ などのエフェクター分子の受容体などに異常があり，免疫原性が高いがん抗原が抗原提示されないか，それらのがん抗原に対する免疫系の攻撃に対して不応答性のがん細胞が選択されて non-immunogenic tumor（cold tumor）になっていることも考えられる[14) 15)]．

　　すなわち，

① がん細胞は，自身が免疫系の排除から免れるため免疫原性の高い抗原を脱落させ，"自己もどき"となることで免疫系から逃避して増殖する（primary resistance）（**河上の稿**，**冨樫の稿**参照）

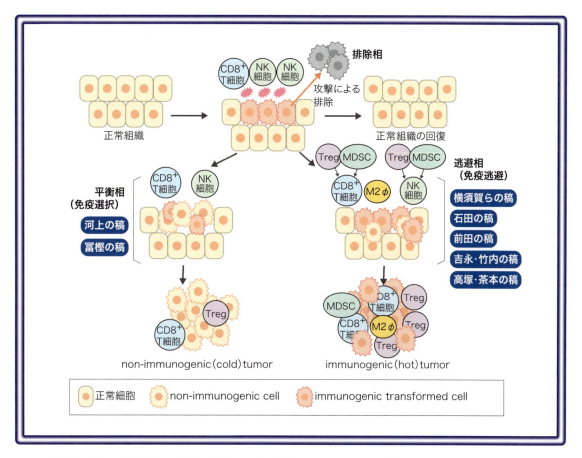

概念図　がん免疫編集—発がん過程での免疫系とのかかわりの複雑性
発がんと免疫系とのかかわりは排除相，平衡相，逃避相の3つに分けられている．がん免疫編集での平衡相，逃避相にかかわる免疫選択（primary resistance）と免疫逃避（adaptive resistance）はオーバーラップして作動し，発がんに至る．

② がん細胞は，制御性T細胞（Treg），骨髄由来免疫抑制細胞（MDSC）や免疫チェックポイント分子などによる免疫抑制を積極的に活用し抗腫瘍免疫応答を抑制する（adaptive resistance）（横須賀らの稿，石田の稿，前田の稿，吉永・竹内の稿，高塚・茶本の稿参照）
という2つの機構は，マウスモデルで示されたように① primary resistanceが作動し平衡相に達した後に② adaptive resistanceが作動するというような段階的な進行というよりも，ヒトがんでは両者がオーバーラップして作動していると考えられる（**概念図**）．すなわち，個々のがん患者の臨床的「がん」は，それぞれの機構への依存性が異なり，① primary resistanceの機構が主に発がんにかかわっているnon-immunogenic tumor（cold tumor）と，② adaptive resistanceが主なimmunogenic tumor（hot tumor）が存在する[15]．②が主ながんはimmunogenic tumor（hot tumor）で，ネオ抗原が多数存在しており，抗腫瘍免疫応答はready to goの状態であり，免疫チェックポイント分子などによる免疫抑制を外すことで十分な抗腫瘍免疫応答を活性化できると考えられる．①が主ながんでは，現状のがん免疫療法の対象となりにくく，前述の自己由来抗原分子（shared antigen）に対するCD8$^+$T細胞に対する免疫応答

特集 がんは免疫系をいかに抑制するのか

図 non-immunogenic tumor（cold tumor），immunogenic tumor（hot tumor）とprimary resistance，adaptive resistance

primary resistance（赤）が強く働いた腫瘍は主にnon-immunogenic tumor（cold tumor）となり，adaptive resistance（青）が主に働いた腫瘍はimmunogenic tumor（hot tumor）となる．

を誘導するなどの検討が必要となる．

② adaptive resistanceが主ながんでの一例が，CD8$^+$T細胞などのエフェクターT細胞が浸潤してIFN-γを分泌したことによりがん局所に誘導されるPD-1リガンド（PD-L1）発現である．つまり，エフェクターT細胞の攻撃を受けたため，このままでは発がんにいたることができないことから，PD-L1発現を誘導してエフェクターT細胞からの攻撃を免れて発がんしてきた可能性が報告されている[12]．事実，ヒト悪性腫瘍の網羅的遺伝子解析データでも，細胞傷害関連分子は免疫抑制分子とともにがん組織に発現していることが示されているように，がん局所ではがんを攻撃し腫瘍増殖抑制に働く細胞・分子は，これらの抗腫瘍免疫応答を抑制して腫瘍増殖を助ける免疫抑制細胞・分子と混在して存在し，immunogenic tumor（hot tumor）となっていることが示されている（**図**）[16]．

❸ がん細胞の直接的な免疫系への作用によるcold tumor

発がん過程で生じた遺伝子異常に伴うシグナル（ドライバー変異など）によりがん細胞自身が抗腫瘍免疫応答を抑制していることが明らかになっている．つまり，平衡相では免疫原性の高い抗原分子などを脱落したがん細胞が選択されることに加えて，直接的に抗腫瘍免疫応答を抑制できる遺伝子異常をもったがん細胞が選択されている可能性が示唆される．WNT/β-catenin[17]，PTEN[18]，MYC[19]やFAK（focal adhision kinase）[20]分子のがん細胞での活性化が，CD8$^+$T細胞の浸潤抑制，免疫チェックポイント分子の高発現やTreg浸潤促進に関連することが示されている．特にWNT/β-catenin活性化は，ATF3を誘導し，それによりCCL4遺伝子の転写が抑制されることで，がん局所への樹状細胞などの抗原提示細胞浸潤が阻害され，CD8$^+$T細胞などのエフェクターT細胞の浸潤・活性化が抑制されることが示されている[17]．また主に血液悪性腫瘍では，B細胞リンパ腫でみられるMHC class Ⅱ transactivator（CⅡTA）

とPD-L1/L2との遺伝子融合による発現上昇，ホジキンリンパ腫での9p23-24染色体（PD-L1/L2の遺伝子座）の遺伝子増幅および成人T細胞白血病・リンパ腫を中心に認められるPD-L1遺伝子の3′側の非翻訳領域の構造異常によるPD-L1の発現上昇などのように，がん細胞側の遺伝子異常がエフェクターT細胞抑制と直接的に関連している[15]．興味深いことにこれらの遺伝子異常が存在する場合は，がん抗原が存在してもCD8$^+$T細胞は浸潤できなかったり，活性化が阻害される．よって前述のように細胞傷害関連分子と免疫抑制分子が同時に存在するわけではなく，がん細胞側が元来もっている異常シグナルにより免疫抑制細胞・分子を増強させているため，免疫抑制関連遺伝子のみががん局所で認められるnon-immunogenic tumor（cold tumor）の場合が多いと考えられる（図）．

3 がん免疫療法により誘導される治療抵抗性

　がん免疫療法の臨床応用により，治療抵抗性が獲得されることが明らかになってきた．これは，がん免疫療法の治療効果の特徴である長期の臨床効果（Kaplan-Meier Curveのtail plateau）を阻害するものであり，十分な注意が必要である．特にネオ抗原の欠失や抗原提示機構およびIFN-γシグナルにかかわる異常ががん免疫療法を施行中に獲得されることが報告されている（acquired resistance）[15]．これらの異常は免疫系の攻撃から免れるためにがん細胞が発がんの過程で獲得する機構（primary resistance）でもあることから，がん免疫療法によりこれらのがん細胞が新たに出現したのか，すでに存在していたがん細胞が選択されたのかは今後の検討課題である．

おわりに

　がん免疫療法が臨床応用されるにつれ，がん組織のゲノム解析，免疫応答解析のみならずゲノム不均一性の解析や代謝解析まで幅広い解析の必要性が示唆されている．がん細胞の遺伝子不安定性は，がん抗原を提供する一方で，がん免疫療法に対する新たな治療抵抗性にかかわることが示されてきている．免疫チェックポイント阻害剤に抵抗性となった腫瘍ではHLA classⅠやIFN-γシグナルに関連する遺伝子変異もしくは欠損が存在することやCD8$^+$T細胞に認識されていた遺伝子変異に由来するネオ抗原の発現が低下することも示された．本特集ではこれらのがんがもつ抵抗性について，とりわけ免疫抑制機構に焦点を当ててとり上げる．臨床効果につながる抗腫瘍免疫応答の本態およびそれらに対する免疫抑制機構の解明には，基礎，臨床を超えたさまざまな研究分野の横断的な検討が必要である．

文献

1) Pardoll D：Annu Rev Immunol, 21：807-839, 2003
2) Coley WB：Ann Surg, 14：199-220, 1891
3) Ehrlich P：Ned Tijdschr Geneeskd, 5：273-290, 1909
4) Burnet FM：Lancet, 1：1171-1174, 1967
5) Billingham RE, et al：Nature, 172：603-606, 1953
6) Stutman O：J Natl Cancer Inst, 62：353-358, 1979
7) van der Bruggen P, et al：Science, 254：1643-1647, 1991
8) Dunn GP, et al：Nat Immunol, 3：991-998, 2002

特集　がんは免疫系をいかに抑制するのか

9) Schreiber RD, et al：Science, 331：1565-1570, 2011
10) Gubin MM, et al：J Clin Invest, 125：3413-3421, 2015
11) Maeda Y, et al：Science, 346：1536-1540, 2014
12) Spranger S, et al：Sci Transl Med, 5：200ra116, 2013
13) Rooney MS, et al：Cell, 160：48-61, 2015
14) Zaretsky JM, et al：N Engl J Med, 375：819-829, 2016
15) Sharma P, et al：Cell, 168：707-723, 2017
16) Hugo W, et al：Cell, 165：35-44, 2016
17) Spranger S, et al：Nature, 523：231-235, 2015
18) Peng W, et al：Cancer Discov, 6：202-216, 2016
19) Casey SC, et al：Science, 352：227-231, 2016
20) Jiang H, et al：Nat Med, 22：851-860, 2016

Profile

著者プロフィール

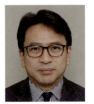

西川博嘉： 1995年三重大学医学部卒業．三重大学医学部附属病院等にて臨床研修の後，'98年三重大学大学院医学系研究科博士課程内科学専攻入学．2002年同修了（医学博士）．'03年Memorial Sloan Kettering Cancer Center リサーチフェロー，'06年三重大学大学院医学系研究科病態解明医学講座 講師，'10年大阪大学免疫学フロンティア研究センター実験免疫学 特任准教授，'12年Roswell Park Cancer Institute Adjunct Associate Professor（兼任）を経て，'15年より国立がん研究センター研究所 腫瘍免疫研究分野/先端医療開発センター免疫トランスレーショナルリサーチ（TR）分野 分野長，'16年より名古屋大学大学院医学系研究科微生物・免疫学講座分子細胞免疫学 教授とをクロスアポイントメントで免疫学，とりわけ腫瘍免疫学の基礎研究からTRまでを進めている．近年はがん局所における免疫抑制ネットワークの本態解明とそれらを標的とした新規がん免疫療法の開発を行っている．

Book Information

実験医学別冊

細胞・組織染色の達人

5月下旬発行予定

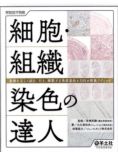

実験を正しく組む、行う、解釈する
免疫染色とISHの鉄板テクニック

監修／髙橋英機
著／大久保和央，執筆協力／ジェノスタッフ株式会社

◆定価（本体6,200円+税）
◆フルカラー　AB判　約190頁
◆ISBN978-4-7581-2237-5

国内随一の技術者集団「ジェノスタッフ株式会社」が総力を結集した1冊！免疫染色・in situハイブリダイゼーションのプロトコールに加え，"正しい結果"を得るための研究デザインから結果の解釈まで，この1冊で達人の技が学べます．

発行　羊土社

特集 がんは免疫系をいかに抑制するのか

がん微小環境における免疫病態

河上　裕

がん微小環境において，がん細胞は多様な機序により抗腫瘍免疫から逃避する．また免疫はがんの増殖浸潤を促進する場合もある．がん微小環境の免疫病態は，がん種，同じがんでもサブタイプごと，さらに症例ごとに異なり，さまざまながん治療の効果に関係する．がん免疫病態の個人差の原因として，がん細胞の遺伝子異常の違い，遺伝子多型に規定される患者の免疫体質，さらにさまざまな環境因子が関与する．がん微小環境の免疫病態の理解は，がんに対する理想的な個別化治療の開発につながる．

キーワード	がん微小環境，免疫抑制，免疫状態の個体差，免疫制御

■ はじめに

　免疫は病原微生物など外来異物に対する生体防御機構として発達し，自己の細胞を攻撃しない（自己免疫寛容）．がん細胞は，遺伝子異常により通常の制御がかからずに無制限に増殖する自己の細胞であり，異物に対するような強力な免疫応答は起こりにくい．さらに臨床でみられるがんは，すでに多様な機序により免疫から逃避している．免疫の逃避はがん関連微小環境において起こり，治療前の免疫病態には個人差が大きい．がん関連微小環境の免疫病態の理解は，単にがん免疫療法だけでなく，がん医療における診断法や治療法の開発のために重要であることがわかりつつある．本稿ではがん微小環境におけるさまざまな細胞群と免疫との関係，免疫病態の意義について紹介する．

1 がん微小環境における がん細胞促進的・免疫抵抗性病態

　がんは，がん細胞だけで病態が規定されているわけではなく，各種免疫細胞も含めて，多様な間質細胞とともに形成されたがん組織ががんの病態を形成する．がん微小環境とは，狭義には腫瘍組織の状態を示すが，がん免疫病態を考える場合には，腫瘍組織に加えて，そこからリンパ管でつながるセンチネルリンパ節（sentinel lymph node：SLN），血管でつながる骨髄，脾臓，そして末梢血などのがん関連微小環境を考慮する必要がある．

　臨床でみられる腫瘍組織では，がん細胞促進的・免疫抵抗性の微小環境が構築されている．がんの特徴（hallmarks of cancer）として，免疫学的には，「免疫からの逃避」と「炎症によるがん進展の促進」があげられている．免疫からの逃避機構として，免疫原性をもつ腫瘍抗原が十分にない，抗原提示機構にかかわる分子の欠損，樹状細胞やT細胞の腫瘍への遊走浸潤や増殖にかかわるケモカインやサイトカインの低下など，抗腫瘍免疫誘導系の分子の低下，さらに積極的な免疫抑制系の作動がある．免疫抑制においては，がん細胞の遺伝子異常・シグナル亢進を起点とした免疫抑制（innate immune resistance）と，治療前にすでに誘

Immunopathology in tumor microenvironment
Yutaka Kawakami：Division of Cellular Signaling, Institute for Advanced Medical Research, Keio University School of Medicine（慶應義塾大学医学部先端医科学研究所細胞情報研究部門）

導されている抗腫瘍T細胞を起点とした免疫抑制（adaptive immune resistance）に大きく分けられる．がん細胞を起点とする免疫抑制では多様な免疫抑制分子の産生や免疫抑制性細胞の誘導が抗腫瘍T細胞の誘導や腫瘍浸潤を抑制する．腫瘍抗原特異的なT細胞を起点として起こる免疫抑制では，PD1/PD-L1などの免疫チェックポイント分子，トリプトファン代謝酵素IDO，ケモカインやサイトカインで誘導される制御性T細胞Tregなどが関与する．

SLNは，腫瘍抗原や抗原を取り込んだ樹状細胞（dendritic cell：DC）がリンパ管を介して流入して，血管から流入するナイーブT細胞を活性化させて抗腫瘍T細胞を誘導する重要な場である．またがん細胞の破片はリンパ節の髄洞マクロファージに取り込まれ抗腫瘍T細胞を誘導する可能性も報告されている．一方，腫瘍組織から流入する免疫抑制性のサイトカインやエクソソームなど，TregやMDSC（myeloid-derived suppressor cell）などの免疫抑制性細胞，さらにがん細胞が流入すると，SLNに免疫抑制環境が構築されて，抗腫瘍免疫T細胞の誘導は抑制される．患者のSLNとnon-SLNではがん細胞のリンパ節転移がなくても，免疫状態に明確な違いがみられる．骨髄は，抗腫瘍性メモリーCTLが保持される場でもあるが，MDSCや間葉系幹細胞（MSC）などの免疫抑制性細胞のがん微小環境への供給源でもある．

がん微小環境のT細胞関連免疫病態は，がん種，同じがんでもサブタイプ，さらに患者ごとに異なり，がん治療の効果に関与する．がん免疫病態の個人差が生じる原因として，遺伝子異常で規定されるがん細胞の性質〔パッセンジャーDNA変異による免疫原性ネオ抗原，ドライバー変異・がん遺伝子活性化やコピー数異常（染色体異数性，aneuploidyなど）による免疫抑制など〕，HLAタイプも含む免疫調節遺伝子群の多型（SNP）で規定される患者の免疫応答体質（多種類のHLAクラスI分子やHLA-B44における良好な抗腫瘍免疫誘導など），さらに環境因子（腸内細菌，喫煙，食事・肥満，神経ストレス，感染歴など，喫煙によるDNA突然変異の増加，腸内細菌による樹状細胞活性化を介したCD8$^+$T細胞の誘導増強など）がある．このなかでもがん細胞の遺伝子異常は，抗腫瘍T細胞の状態を規定する強い因子である．

免疫チェックポイント阻害療法や養子免疫療法における主要エフェクター細胞である腫瘍抗原特異的なCD8$^+$T細胞が患者体内で誘導され機能するために，がん細胞の傷害，がん細胞成分の専門的抗原提示細胞による取り込みと腫瘍抗原特異的なT細胞の活性化，T細胞の腫瘍組織への遊走，腫瘍組織内でのがん細胞の破壊という一連のがん免疫サイクル（cancer immunity cycle）が作動することが必要であるが，臨床で見つかるがんでは，免疫療法などの介入をしないとこのサイクルは作動せず，免疫によるがん細胞の排除は起こらない．がん関連微小環境で，このサイクルのどこが，どうして作動しないかを解明することが，効果的ながん免疫療法の開発につながる．

2 がん発生の初期進展における がん微小環境における免疫状態

NK細胞やT細胞が主体となる免疫監視機構（immune-surveillance）により，遺伝子異常により変異したがん細胞は排除されている．しかし，がん細胞と免疫細胞の共存平衡状態を経て，がん細胞は，高免疫原性の腫瘍抗原の消失やその他さまざまな機序により免疫抵抗性・抑制性を獲得し，免疫防御機構から逃避（immune-evasion）する（図1）．この過程は免疫編集（immune-editing）ともよばれる．がん細胞の進展とともに，がん細胞側の免疫抵抗性機序の獲得だけでなく，抗腫瘍T細胞の細胞死（apoptosis）・不応答（anergy）・疲弊（exhaustion），また制御性T細胞（Treg）や骨髄由来免疫抑制細胞（MDSC）などの免疫抑制性細胞群の増加などの免疫側の機能低下も起こる．またマクロファージやマスト細胞などは，特に炎症基盤で発生するがん細胞の増殖・生存・浸潤を促進する場合も多い．

3 臨床でみられるがん微小環境における 免疫状態

❶ 早期がんのがん微小環境における免疫状態

臨床でみられるがんでも，進行度，ステージによっ

がん微小環境における免疫病態

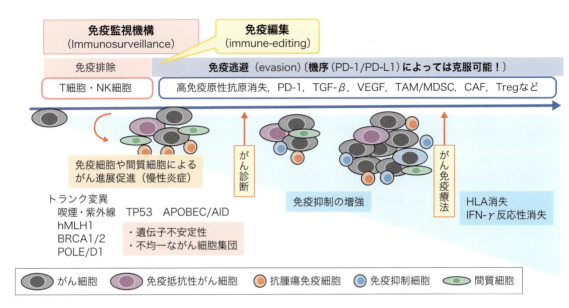

図1 がん細胞の免疫監視と免疫逃避
免疫監視機構により，遺伝子異常により変異したがん細胞は排除されるが，がん細胞は，高免疫原性の腫瘍抗原の消失や多様な機序（免疫編集過程）により免疫抵抗性・抑制性を獲得し，免疫機構から逃避する．またマクロファージなどは，がん細胞の進展を促進することもある．がんの進展とともに免疫抑制は増強し，HLA消失やIFN-γ感受性低下などで再発する．

てがん微小環境の免疫病態は変化する．がん種によるが，ステージⅠ/Ⅱなど早期のがんでは，比較的にTregなどの免疫抑制系は強くなく，多くのがんでCD8⁺T細胞の腫瘍浸潤度と外科手術後，化学療法や放射線治療後の予後に正の相関がみられる．腎がんや非喫煙肺腺がんのサブタイプでは，CD8⁺T細胞の腫瘍浸潤度は予後と負の相関を示し，がん免疫病態がかなり異なる．ステージⅡ大腸がんでは，われわれを含めた世界13カ国が参画した国際共同研究（immunoscore validation task force）において，標準化した測定法によるCD8⁺T細胞浸潤度（immunoscore）の術後予後予測精度が約4,000症例で検証され，現行のTNM分類にImmunoscoreを加えたTNM-immuneによる予後予測を提唱している．さまざまながん種でCD8⁺T細胞だけでなく，CD20⁺B細胞，CD141⁺DC，FOXP3⁺非Tregなどの浸潤，また，まだ機能は不明であるがT細胞，B細胞，DCで構成されるリンパ節様構造（tertiary lymphoid structure：TLC）の存在もがん治療後の良好な予後と相関する．

その背景機序として，大腸がん腫瘍組織の網羅的な遺伝子解析結果は，DNAミスマッチ修復酵素（MMR）の異常〔DNAメチル化によるエピジェネティックなhMLH1の低下やMMR-DNA変異によるHNPCC（hereditary non-polyposis colon cancer）〕によるDNA hypermutation症例（マイクロサテライト不安定MSI⁺がん）では，CD8⁺T細胞腫瘍浸潤度が高く，術後予後は非常によい．MSS大腸がんにおいてもCD8⁺T細胞の腫瘍浸潤度は術後予後と正に相関する．CD8⁺T細胞浸潤度はTh1（Tbet, IL12など），Tfth関連遺伝子（CXCR5, IL21など）の発現と相関する．逆にCXCL13やIL15の遺伝子欠損やTh17関連遺伝子（IL17など）発現と予後不良との相関が認められている．

❷ 高度に進展したがんの微小環境における免疫状態

進行したステージⅢ/Ⅳがんでは，免疫抑制機序が増強し，免疫病態も変化する（**図2**）．治療前にすでに誘導されて腫瘍周辺や腫瘍内に浸潤している抗腫瘍T細胞を起点とした免疫抵抗性機序（adaptive immune resistance）として，T細胞ががん細胞を認識して産生するIFN-γなどのサイトカインのために，がん細胞や腫瘍浸潤免疫細胞などの間質細胞にPD-L1や，トリプ

特集　がんは免疫系をいかに抑制するのか

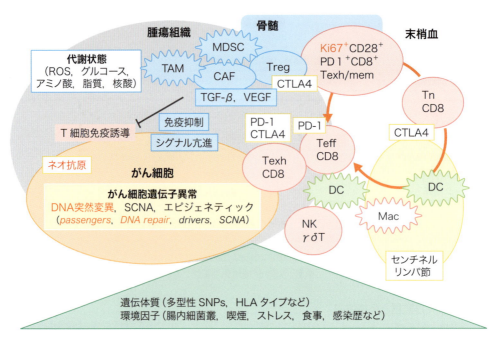

図2　がん微小環境における免疫病態

がん関連微小環境（腫瘍組織，センチネルリンパ節，骨髄，脾臓，末梢血など）では，がん細胞の遺伝子異常（パッセンジャーDNA変異由来高免疫原性ネオ抗原，ドライバー変異・がん遺伝子活性化による免疫抑制系の作動など），患者の免疫体質（HLAタイプなど），環境因子（腸内細菌叢，喫煙，神経ストレス，食事，感染歴など）に規定され，進行度に応じて，また症例ごとに免疫病態は異なる．免疫抵抗性は，がん細胞を起点とした免疫抑制と，誘導された抗腫瘍T細胞を起点とした機序に分けられる．また腫瘍組織における，さまざまな分子（グルコース，アミノ酸，脂質，核酸など）の特有な代謝が抗腫瘍免疫を抑制する状態になっている．Teff：エフェクターT細胞，Texh：疲弊T細胞，Tmem：メモリーT細胞，Tn：ナイーブT細胞．

　トファン欠乏や代謝産物キヌレニンによりT細胞機能を障害するトリプトファン代謝酵素IDOが発現したり，T細胞が産生するCCL22などのケモカインで腫瘍に誘導されるTregにより，抗腫瘍エフェクターCD8⁺T細胞が抑制される．このような場合は，PD-1/PD-L1阻害抗体，IDO阻害剤，抗CTLA-4抗体によるTreg除去などが抗腫瘍T細胞の機能を改善し，治療となりえる．PD-1/PD-L1の阻害は，まだがん細胞が保持する免疫原性が2番手のネオ抗原（DNA異常由来のがん細胞特異的変異ペプチド抗原）に対するT細胞が再活性化してがん細胞を排除する．

　がん細胞の遺伝子異常を起点とした免疫抵抗性・免疫抑制性（innate immune resistance）として，高免疫原性腫瘍抗原の欠如（DNA突然変異が少ないなど），抗腫瘍T細胞誘導に必要な分子の欠如（CCL4，CXCL13，IL15，抗原提示関連分子など）に加えて，

がん細胞による免疫抑制系の作動がある．がん細胞のドライバー変異などのがん遺伝子活性化とそれに伴うシグナル亢進（MAPK，STAT3，Wnt/β-catenin，NF-κBなど）を起点として，多様な免疫細胞や免疫調節分子がかかわる免疫抑制カスケードが作動する．がん細胞や腫瘍浸潤免疫細胞やがん関連線維芽細胞（CAF：cancer associated fibroblast）からの免疫抑制作用をもつTGF-β，IL10，IL6，IL13，VEGFなどのサイトカインやsIL2Rα，sMICAなどの可溶性分子の分泌，免疫抑制PG-E2を産生させるCox2などの細胞内酵素の発現は，直接，抗腫瘍免疫を抑制するだけでなく，免疫抑制性細胞群〔Treg，MDSC，M2様マクロファージ（tumor associated macrophage：TAM），寛容性DC，pDC，γ/δT細胞，CAFなど〕をさらに誘導して，免疫抑制環境が構築され，抗腫瘍CD8⁺T細胞の誘導や腫瘍内浸潤が抑制される．免疫

1 病型（発症機序が異なる）
① 表在拡大型（SSM）黒色腫
② DNA変異の少ない末端黒子型（acral）黒色腫
③ 粘膜（mucosal）黒色腫

2 高体細胞変異（BRCA2変異）

3 がん遺伝子活性化
① β-cateninシグナル活性化
② AKT（PTEN loss）シグナル活性化
③ BRAF/NRAS変異/MAPK活性化

4 コピー数異常・染色体異数性（aneuploidy）

5 TGF-β関連間葉系環境

6 分子標的薬耐性後（間葉系，PD-L2）

図3　悪性黒色腫における免疫サブタイプ
悪性黒色腫においては，発症の分子機構が異なる各病型（SSM, acral, mucosal）に加えて，がん微小環境の免疫病態は，がん遺伝子活性化，TGF-β-間葉性，分子標的薬耐性後などで，複数の免疫サブタイプに分類でき，それぞれ免疫チェックポイント阻害薬の反応性，そして複合免疫療法の開発方針が異なる．がん種ごとに免疫サブタイプは異なるので，それぞれのがん種での分類が必要である．

抑制活性の強いエフェクターTregは，がん細胞やTAMが産生するCCL22などで腫瘍組織にリクルートされる．本来，抗腫瘍活性をもち得るDCやマクロファージなどの免疫細胞も，がん微小環境のなかで，STAT3などが活性化されて免疫抑制性細胞へ変化する．これらの免疫抑制分子や免疫抑制性細胞の阻害・除去，シグナル阻害剤などの分子標的治療薬は，がん細胞を起点とする免疫抑制を改善して，PD-1/PD-L1抗体などが効くようにがん微小環境を改善できる可能性がある．また，抗腫瘍免疫誘導関連分子の欠如例では，ケモカインや樹状細胞の腫瘍内補充，局所性・全身性の抗原提示細胞活性化剤などの使用が考えられる．

がん微小環境の免疫状態は，がん種ごとに共通な機序と特有な機序があり，免疫的にサブタイプ分類が可能である．例えばヒト悪性黒色腫では，まず，UVによるDNA変異が多いSSM（superficial spreading），

DNA突然変異が比較的少なく免疫チェックポイント阻害薬が効きにくいacral melanoma，粘膜に発生するmucosal melanomaなどの病型に分類される（**図3**）．SSMでは，がん遺伝子活性化により，CD8$^+$T細胞の誘導・腫瘍浸潤が抑制される，β-cateninシグナル亢進サブタイプ，PTEN消失によるAKTシグナル亢進サブタイプ，免疫抑制的がん微小環境を形成するBRAF/NRAS変異によるMAPKシグナル亢進サブタイプ，TGF-β増加などにより，M2様マクロファージ，CAF，血管新生などが強い間葉系サブタイプに分類できる．また，BRAF/MEK阻害剤抵抗性を獲得した悪性黒色腫では，がん微小環境からCD8$^+$T細胞が消失し，TAMやPD-L2の増加など免疫療法が効きにくいがん微小環境に変化する．逆にBRCA2変異によるhypermutationタイプでは免疫チェックポイント阻害薬が効きやすいがん微小環境となっている．このようながん微小環境は，がん種によって異なるので，がん種ごとに免疫的サブタイプを分類することが重要である．

4 がん微小環境の各種代謝状態と免疫

またがん微小環境では，がん細胞がグルコースを消費して解糖系を回転させて核酸など細胞分裂に必要な材料を合成し，またミトコンドリアの酸化的リン酸化を抑えてROSの産生を減らして細胞死を抑制して，細胞増殖する（Warburg効果）．そのためにがん微小環境は低グルコース，低栄養，低酸素状態となっているが，CD8$^+$T細胞も同様な代謝機序でエフェクター機能を発揮するので，T細胞は疲弊したり機能障害される．さらに脂肪酸酸化で生存するTregは存続し，抗腫瘍T細胞は機能しにくい．また，抗腫瘍T細胞に必要なトリプトファンやアルギニンもIDOやTAMや好中球が産生するアルギナーゼにより低下したり，CD39/CD73を介したATPから産生されるアデノシンにより免疫系は抑制される．PG-E2，コレステロール，脂肪酸などの脂質代謝も免疫抑制に関与する．これらのエネルギー代謝，アミノ酸，核酸，脂質代謝の調節薬が，がん微小環境を改善して抗腫瘍T細胞を増強できる可能性がある．

特集 がんは免疫系をいかに抑制するのか

■ おわりに

ヒトのがん微小環境の解明のためには，各がん種でのDNA，mRNA，miRNA，タンパク質，代謝物，シグナル，細菌叢などのマルチオミクス解析と体系的な免疫解析が必要である．これにより，個別化を可能にするバイオマーカー・診断標的の同定，PD-1/PD-L1阻害薬と併用による複合がん免疫療法における治療標的の同定が可能になる．がん種ごとに，免疫的サブタイプを明確にすることが重要である．さらにがんの病型，遺伝子多型，腸内細菌叢や食事などは人種や移住地区で異なるので，日本人で解析することが重要である．各種新技術を駆使して，ヒトでの解析とマウスモデル研究を合せた研究により，日本人のがんに対する理想的な個別化がん治療が可能になる．

文献

1) 『がん免疫療法—腫瘍免疫学の最新知見から治療法のアップデートまで』（河上　裕／編），実験医学増刊号 Vol.34 No.12, 2016
2) Hanahan D & Weinberg RA：Cell, 144：646-674, 2011
3) Chen DS & Mellman I：Immunity, 39：1-10, 2013
4) Chen DS & Mellman I：Nature, 541：321-330, 2017
5) Kawakami Y, et al：Cancer Sci, 95：784-791, 2004
6) Kawakami Y, et al：Front Oncol, 3：136, 2013
7) Yaguchi T & Kawakami Y：Int Immunol, 28：393-399, 2016
8) Ishikawa T, et al：Cancer Res, 63：5564-5572, 2003
9) Sumimoto H, et al：J Exp Med, 203：1651-1656, 2006
10) Kudo-Saito C, et al：Cancer Cell, 15：195-206, 2009
11) Yaguchi T, et al：J Immunol, 189：2110-2117, 2012
12) Nishio H, et al：Br J Cancer, 110：2965-2974, 2014
13) Kinoshita T, et al：Eur J Cancer, 86：15-27, 2017
14) Nakamura K, et al：Cancer Sci, 109：54-64, 2018
15) Pagès F, et al：Lancet in press（2018）

Profile　　著者プロフィール

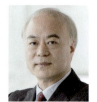

河上　裕：1980年，慶應義塾大学医学部卒業，同内科学，南フロリダ大学免疫学教室，カリフォルニア工科大学生物学教室，NIH国立がん研究所外科を経て，'97年，慶應義塾大学医学部先端医科学研究所教授．2005年，同研究所長，'15年，慶應義塾大学医学研究科委員長．'17年，医学部長補佐（研究・大学院連携担当）．研究テーマは「疾患の免疫制御」．卒業当時に魅せられた「がん遺伝子発見によるがんの解明と治療の可能性」と「Flow cytometryを用いたヒトT細胞サブセット同定による免疫疾患の解明や白血病に対する同種骨髄移植免疫治療」にかかわる血液感染リウマチ内科に入局し，結局，今も同じラインの研究をしています．

Book Information

トップジャーナル395編の「型」で書く医学英語論文

新刊

言語学的Move分析が明かした執筆の武器になるパターンと頻出表現

著／河本　健，石井達也

論文を12のパート（Move）に分け，トップジャーナルを徹底分析！抽出されたMove別の書き方と頻出表現を解説！本書を読めばトップジャーナルレベルの優れた英語表現と執筆を劇的に楽にする論文の「型」が手に入ります．

医学英語論文をもっと楽に！もっと上手く！

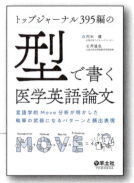

◆定価（本体2,600円＋税）
◆フルカラー　A5判　149頁
◆ISBN978-4-7581-1828-6

発行　羊土社

特集 がんは免疫系をいかに抑制するのか

すべてはここから始まった，CTLA-4

横須賀 忠，若松 英，古畑昌枝，豊田博子，秦 喜久美，矢那瀬紀子，町山裕亮

エフェクターT細胞と制御性T細胞，活性型受容体と抑制性受容体など，免疫系は正と負のバランスのうえに成り立っている．抑制性副刺激受容体CTLA-4には，ホスファターゼではない独自の細胞内シグナル伝達経路があり，活性型受容体CD28への拮抗阻害を介した内在性のT細胞抑制機能がある．また制御性T細胞によるトランスエンドサイトーシスやトロゴサイトーシスを介したCTLA-4による外因性の抑制機構もわかってきた．抗CTLA-4抗体療法の分子メカニズムを理解し進展の鍵となるような，この2つの免疫制御機構に関して紹介する．

キーワード	CTLA-4，CD28，免疫チェックポイント，免疫シナプス，マイクロクラスター

■ はじめに

2014年，日本においてヒト型抗PD-1 (programmed cell death-1：CD279) 抗体によるメラノーマ治療が認可されて以来，「免疫チェックポイント療法」という言葉は一気にがん治療分野に浸透した．しかし，最初にチェックポイント分子として認知されたのは，紛れもなくCTLA-4 (cytotoxic T cell antigen-4, CD152) であり，当初無謀だと免疫学者の誰もが懐疑的だった抗CTLA-4抗体と抗腫瘍効果の論文[1]がこの分野の基礎となった．クローニングから30年以上が経過し[2]，CTLA-4の生理的重要性や免疫抑制機構も再考する必要がある．それらを含め，イメージングや生化学の視点から明らかにされたCTLA-4による免疫抑制機構を解説する．

1 CTLA-4とCD28に共通のリガンド
―CD80とCD86

CTLA-4のリガンドは免疫グロブリンスーパーファ

ミリー (immunoglobulin superfamily：IgSF) 分子CD80 (B7-1) とCD86 (B7-2) であり，活性型副刺激（補助刺激，共刺激）受容体CD28と共通している．CD80とCD86は抗原提示細胞に発現するが，CD86の方がより活性化に伴う誘導性が高い．CTLA-4のCD80に対する結合力はCD28のそれより約50倍高く，CTLA-4のリガンド結合競合阻害によるT細胞抑制機構の理由である．CTLA-4，CD28，CD80はホモ二量体を，CD86は単量体を形成し，CD28ホモ二量体はCD80ホモ二量体と1対1で結合する．一方，1つのCTLA-4ホモ二量体は2つのCD80ホモ二量体と交互に結合し格子状構造を形成することが結晶構造解析から明らかにされており[3]，この構造はCTLA-4の強い結合力の1つの説明となっている．

2 免疫シナプスとマイクロクラスター

T細胞が，リンパ節内で抗原提示をうけエフェクター細胞へと分化するプライミングフェーズで，また腫瘍組織内で腫瘍抗原を認識し殺傷するエフェクター

The first checkpoint molecule, CTLA-4
Tadashi Yokosuka/Ei Wakamatsu/Masae Furuhata/Hiroko Toyota/Kikumi Hata/Noriko Yanase/Hiroaki Machiyama：Department of Immunology, Tokyo Medical University（東京医科大学免疫学分野）

特集 がんは免疫系をいかに抑制するのか

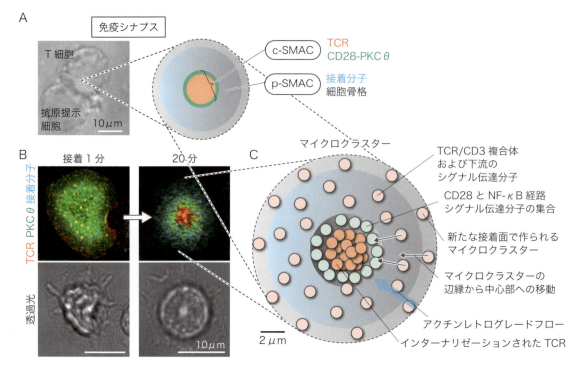

図1 免疫シナプスとマイクロクラスター
A）T細胞と抗原提示細胞との接着面（左写真）に形成される免疫シナプスの模式図を示す（右図）．B）T細胞を抗原提示人工脂質二重膜上にのせたときに共焦点レーザー顕微鏡で観察される免疫シナプス（赤：TCR，緑：PKCθ，青：接着分子）．C）免疫シナプスを構築するマイクロクラスターの規則性をもった配置とシグナル伝達.

フェーズで，T細胞と相手方の細胞との間には抗原認識と活性化の"場"＝「免疫シナプス（immunological synapse）」が形成される（図1）[4]．免疫シナプスは，T細胞受容体（T cell receptor：TCR）が凝集する中心部（central-supramolecular activation cluster：c-SMAC）と接着分子が集まる peripheral（p）-SMAC からなる同心円構造であり，さらに免疫シナプスはTCR 20〜30個の凝集体＝「TCRマイクロクラスター」200〜300個によって構成される[5]．TCR下流のシグナル伝達分子は，T細胞と相手方の細胞とが接着し，TCRマイクロクラスターができてから1分という短時間のみリクルートし，T細胞活性化のユニット＝シグナロソーム※として機能する．一方，CTLA-4やCD28もそれ独自のシグナロソームを形成し，T細胞活性化におけるセカンドシグナルを送っている[6]．

3 CD28シグナロソーム

CD28がリガンドと結合し，SrcファミリーキナーゼLckによって細胞内チロシンモチーフ（YMNM）がリン酸化されると，PI3K（phosphatidyl inositol 3 kinase），Lck，Itk（interleukin-2 inducible family kinase），PKCθ（protein kinase Cθ），アダプタータンパク質Grb2，GADSが会合し，mTOR（PI3K-Akt-mammalian target of rapamycin）経路，MAPK（mitogen-activated protein kinase）-AP-1（activator protein-1）経路，NF-κB（nuclear factor kappa B）経路がバランスよく惹起し，アナジーを回

※ **シグナロソーム**
シグナル伝達経路が活性化する際，その経路を担う複数のシグナル伝達タンパク質が複数個会合するが，そのシグナルを惹起するため機能的に必要なタンパク質同士の物理的結合を示す．結合ドメインをもつタンパク質やアダプタータンパク質・足場タンパク質などが重要であり，細胞膜や細胞質に形成される．

避した正常なT細胞活性化が起こる（**図2**）．同時にVav-1-filaminAやcofilin-1が活性化し，その下流でアクチン重合が促進，細胞接着性が上がる．最近もアクチン重合制御分子capZIPがCD28と相互作用しIL-2産生を上げることが報告された[7]．

分子イメージングでは，CD28はPI3KよりもPKCθへの寄与が大きく，PKCθ下流の足場タンパク質CARMA1（CARD-containing MAGUK protein 1）とともにc-SMACにシグナロソームを形成する（**図1，2**）[8]．実際にはLckがアダプターとして働き，CD28とPKCθを架橋する[9]．さらにアクチン脱キャッピングタンパク質RltprもLckと同様に，CD28とPKCθ，さらにCD28とCARMA1とを架橋するハブとして働く[10]．ゆえにCD28はNF-κB経路のシグナロソームを形成し，この経路の特徴でもある遷延化した活性化シグナルをc-SMACから発信する．

4 CTLA-4に会合する分子群

CTLA-4はエフェクターT細胞や制御性T細胞に発現するが，90％が細胞内に存在し，80％以上の細胞表面CTLA-4も5分以内にはインターナリゼーションされる，エンドサイトーシスの著しい分子である．これは，免疫受容体抑制性モチーフ（immunoreceptor-tyrosine-based inhibitory motif：ITIM，S/I/V/LxYxxI/V/L）に類似したCTLA-4細胞内領域のチロシンモチーフ（YVKM）にクラスリン被覆小胞アダプターAP-2（adaptor protein 2）が会合するからである（**図2**）．これまで，Lckによってリン酸化されたYVKMモチーフにはAP-2の代わりにホスファターゼSHP-2（SH2 domain-containing phosphatase-2）とSHP-1が会合すると報告されてきたが，その後の実験では再現できず，教科書Janeway's immunobiology 2016年第9版でも，Cellular and Molecular Immunology Abbas-Lichtman-Pillai 2017年第9版でもホスファターゼの会合はないと記載されるようになった．最近，分類不能型免疫不全症の原因遺伝子の1つLRBA（LPS-responsive and beige-like anchor protein）が，CTLA-4のYVKMに会合しリソソーム分解系からCTLA-4を回避させることが明らかとなった（**図2**）[11]．

またCTLA-4の細胞質領域には細胞膜アダプタータンパク質であるTRIM（TCR-interacting molecule）とLAX（liner for activation of X cells）が会合，LAXを介してGTP結合型Rab8と会合し，トランスゴルジネットワークから細胞表面へCTLA-4を輸送すると報告されている[12]．以前，CTLA-4のYVKMに会合する分子として，PI3K，Grb2，JAK2（Janus kinase 2）などの活性化シグナル伝達分子も報告され，Aktを介して抗アポプトーシスタンパク質Bcl-XLやBcl-2の発現増強や，低分子GTPアーゼRap-1（regulator for cell adhesion and polarization type 1）を介したインテグリンLFA-1（lymphocyte function-associated antigen 1）活性化による接着性増強なども報告されたが詳細は不明である[13]．

AP-2によってエンドサイトーシスされ，分泌型リソソームに備蓄させられていたCTLA-4は，再度TCR刺激を受け細胞内Ca^{2+}濃度が上昇すると，その濃度勾配の高い方へと小胞輸送される．CTLA-4は，免疫シナプス，特にc-SMACへと輸送され，CD28-CD80/86結合を競合的に阻害する（**図2**）[14]．

5 CTLA-4による免疫抑制

CTLA-4の下流にはどの抑制分子が会合し，その抑制シグナルは生理的に意義があるのか，という疑問は残るが，現在CTLA-4を介する抑制機構には，①CD28とのCD80/CD86結合の競合阻害による内因性抑制と（**図2**），②トランスエンドサイトーシス（trans-endocytosis）/トロゴサイトーシス（trogocytosis）により抗原提示細胞からCD80/CD86を奪取する外因性抑制の2つが考えられている（**図3**）[15]．競合阻害によってCD28からの活性化シグナルを阻害する場合，PI3K-Akt-mTOR経路，MAPK-AP-1経路，NF-κB経路のどれもが抑制されうるが，CTLA-4が集まるc-SMACにシグナロソームを形成するのはNF-κB経路のみであり，最も抑制されるCD28下流シグナル伝達経路と考えられる．それを裏付けるように，CD28欠損マウス，PKCθ欠損マウス，Rltpr欠損マウスの表現型は酷似しており，各マウスT細胞の抗CD3/CD28抗体刺激による細胞増殖とIL-2産生は極端に障害され

特集　がんは免疫系をいかに抑制するのか

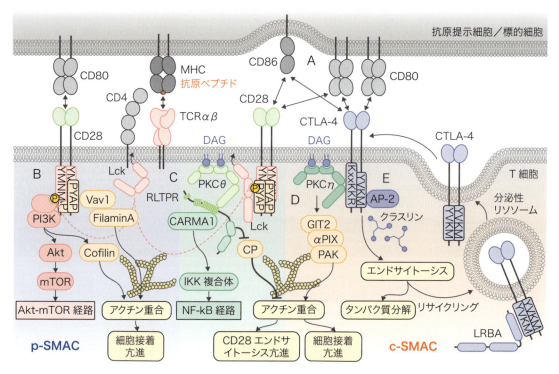

図2　多様なCD28シグナルとCTLA-4の内因性抑制によるNF-κB経路の遮断

A) CTLA-4のCD80/CD86への結合力はCD28のそれより約50倍高く，CTLA-4はCD28と拮抗しリガンドを奪取する．このCTLA-4の内因性抑制はc-SMACで起こるため，c-SMACで惹起されるCD28からのシグナル，つまりNF-κB経路が遮断される．B) CD28の細胞内領域YMNMモチーフにはPI3Kのp85調節サブユニットが会合し，下流のAkt-mTOR経路の活性化に至る．CD28のPYAPモチーフにはVav1を介してFilamin Aが，またPI3K下流ではCofilinが活性化し，アクチン重合促進により細胞接着が亢進する．C) TCRシグナル下流で生成されたジアシルグリセロール（diacylglycerol：DAG）を標的に細胞膜へリクルートしたPKCθは，CD28の細胞内PYAPモチーフに会合したLckを介して，CD28にリクルートする．その結果，CD28とPKCθとCARMA1から成るNF-κB経路のシグナロソームがc-SMACに形成される．RLTPRはPKCθとCARMA-1のリクルートに必要なだけでなく，アクチンキャッピングタンパク質（capping protein：CP）と会合しその機能抑制を行うことで，アクチン重合を促進させる．D) CTLA-4の細胞内領域YVKMモチーフは，リン酸化されることでPKCηと会合し，その下流のfocal adhesion complex（GIT2-αPIX-PAK）を介して細胞接着を亢進させる．E) リン酸化されていないCTLA-4のYVKMモチーフにはクラスリンアダプター分子AP-2が会合し，CTLA-4の持続的なエンドサイトーシスを誘導する．一部はタンパク質分解へと進み，一部は分泌型リソソームを介してリサイクリングされる．LRBAはCTLA-4の細胞内領域と会合し，CTLA-4のリソソームでの分解を抑制する．

る．PI3K p110δサブユニットの酵素活性欠損マウスは，制御性T細胞の分化や機能が障害される一方，末梢T細胞の抗CD3/CD28抗体刺激による反応性は変わらない[16]．

トロゴサイトーシスとは，2つの細胞が接着した際，片方の細胞上のタンパク質が別の細胞上に移動する現象であり，T細胞は抗原提示細胞からMHCと抗原ペプチドを奪い，それらをT細胞自身の細胞表面に発現させることができる．また赤痢アメーバが腸管上皮細胞を食いちぎり死滅させる際も確認され，進化的に古い生命現象と考えられている．制御性T細胞に高発現しているCTLA-4が，抗原提示細胞上のCD80/CD86をトロゴサイトーシスによって奪取し，抗原提示機能を低下させることが，制御性T細胞による免疫抑制の1つの機序として知られており[17)18)]，また同様の機構は従来のエフェクターT細胞にも報告されている．トランスエンドサイトーシスとは受容体を発現している細胞が，リガンドを発現している細胞から，受容体のエ

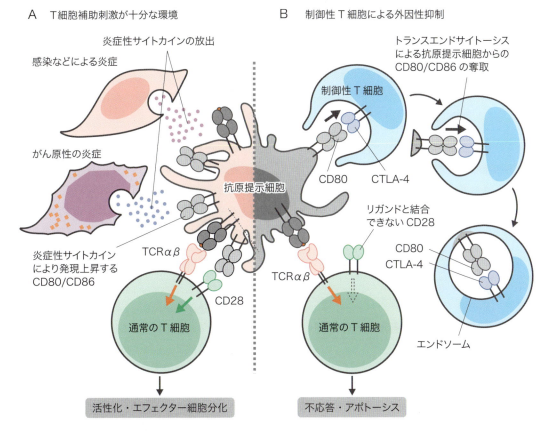

図3 CD80/CD86の発現により制御されるT細胞応答とCTLA-4を介した制御性T細胞の外因性抑制機構
A）感染やがんなどにより炎症が惹起されている微小環境では，炎症性サイトカインの刺激によって抗原提示細胞のCD80/CD86の発現が増強する．通常のT細胞はTCRとCD28から十分な活性化シグナルを得て，正常なエフェクター細胞へと分化する．
B）制御性T細胞はCTLA-4を高発現しており，トランスエンドサイトーシスを介して抗原提示細胞上のCD80/CD86を奪取する．その結果，抗原提示細胞上のCD80/CD86の発現が低い非炎症の環境では，CD28を介した補助刺激を受けられないため，T細胞は活性化することができない．自己反応性T細胞は，比較的強いTCRシグナルのみを受け，不応答（アナジー）やアポトーシスを起こす．トランスエンドサイトーシスはCTLA-4を発現している通常のエフェクター細胞でもみられる現象である．T細胞の活性化は，環境の炎症の程度を反映したCD80/CD86の発現量（A），CTLA-4の発現を左右するT細胞の活性化状態，CTLA-4を恒常的に発現している制御性T細胞の数（B）などによって決まる．

ンドサイトーシスによってリガンドを飲み込む現象のことである（図3）．制御性T細胞や活性化T細胞がCTLA-4を介して抗原提示細胞からCD86を奪取・エンドサイトーシスし，抗原提示細胞のCD86発現を低下させることが示されている[15]．われわれは，CTLA-4の細胞内にあるKxxKKR配列にPKCθのアイソフォームPKCηが会合することを，制御性T細胞において示した．PKCηの下流ではFocal adhesion complexを形成するシグナル伝達分子群PAK-PIX-GIT2が活性化しT細胞の細胞接着性が増加することから，CTLA-4によるCD80/CD86のトランスエンドサイトーシスの効率を上げる合目的性と合致する（図2）[19]．

6 CD28とCTLA-4の生理的均衡

T細胞活性化は，CD28とCTLA-4とリガンドCD80/CD86の発現量の変化で精巧に調節され，病原体を排除する一方，致命的な自己免疫を誘導しないよう，体全体で，また局所環境ごとに制御されている（図3）．TCRが，非常に少ない抗原を感知しなければならない

特集 がんは免疫系をいかに抑制するのか

ときこそCD28のセカンドシグナルは重要となり，ある種のT細胞リンパ腫では，強いCD86結合を有する変異体CD28がNF-κB経路の過剰な活性化を起こしている．一方，免疫系には，あらゆる抗原に対応できるようTCRレパトアが構築されている以上，がん抗原を含むすべての自己反応性クローンを胸腺選択だけで排除することができない．この自己反応性は前述した制御性およびエフェクターT細胞のCTLA-4を介して，内因性・外因性に制御されている[20]．制御性T細胞特異的にCTLA-4を欠損させたマウスでは，制御性T細胞の分化も機能も低下した[21]．一方，CTLA-4 nullマウスでは制御性T細胞特異的CTLA-4欠損マウスより重篤な自己免疫を誘導することから，CTLA-4は制御性およびエフェクターT細胞どちらにおいても重要な抑制分子であることに違いない．

7 抗CTLA-4抗体療法と臨床からの知見

CTLA-4が多元的にT細胞活性化を制御していることからも，抗CTLA-4抗体療法がさまざまな機序を介してがんの排除に貢献していることが理解できる．抗CTLA-4抗体療法の免疫関連有害事象（immune-related adverse events：irAE）の検討や，CTLA-4遺伝子変異家系の報告から，ヒトにおいてもCTLA-4がさまざまなフェーズで自己反応性T細胞の制御に寄与していることがわかってきた[22]．抗CTLA-4抗体療法はメラノーマ，非小細胞性肺がん，中皮腫，前立腺がん，卵巣がん，乳がん，尿路上皮がんで奏効を示したが，60％以上の患者で，皮膚，消化器，内分泌臓器の症状を中心に，肝，眼，神経系，肺，心臓，腎，関節等での自己免疫疾患様症状が報告されている．発症に起因するT細胞はポリクローナルなTCRレパトアを有し，その数とirAE発症率とが相関していることからも，健常人において日常的にCTLA-4が自己反応性T細胞を制御していることが考えられる．またCTLA-4欠損マウスはヘテロでの表現型に乏しいのに対し，ヒトCTLA-4遺伝子ヘテロ機能喪失変異が常染色体性優性遺伝として欧州から6家系，米国から4家系報告されている[23][24]．前述irAEと同じ病態のほか，腸炎，自己免疫性血球減少症，溶血性貧血，甲状腺疾患，関節炎，乾癬，肉芽腫性呼吸器疾患，リンパ球多臓器浸潤などを呈する．LRBA遺伝子異常によるCTLA-4欠損症候群は常染色体性劣性遺伝であり，CTLA-4機能喪失変異よりもオンセットが早いものの表現型としての自己免疫病態は類似している．このような事象からも，CTLA-4が免疫応答を自己反応性あるいは病原体やがんの排除のどちらに誘導するかのチェックポイントであると理解できる．

抗CTLA-4抗体が制御性T細胞に作用するのか，活性化した通常のT細胞の作用するのかは*in vivo*全体を反映する難しい問題である．抗CTLA-4抗体療法によってむしろ末梢血中の制御性T細胞の数は増加すること，抗CTLA-4抗体療法と制御性T細胞排除を組合わせると抗腫瘍効果が増大すること[25]，制御性T細胞のCTLA-4ではなく通常のT細胞のCTLA-4のみを阻害しても抗腫瘍効果は誘導できることを考慮すると[26]，発現量では劣るが細胞数で勝る通常のT細胞のCTLA-4の方が抗腫瘍効果としては重要なようである．ただし，抗CTLA-4抗体療法によって，腫瘍に浸潤しているFoxp3[+]CD4[+]T細胞数が減少しているという報告や[27]，抗体依存的な制御性T細胞の排除や，Fc受容体を発現しているマクロファージを介した制御性T細胞の傷害も知られている[28]．

■ おわりに

遺伝子欠損マウスや機能喪失変異家系の表現型を考えても，CTLA-4は絶対的なT細胞抑制分子といえる．またカウンターパートであるCD28との活性化と抑制性の均衡を考慮しなければならず，抗CTLA-4抗体を投与することで，組織中のCD80/CD86のCTLA-4による発現抑制が解除されると，絶対的にCD28シグナルは増加し，単なる正と負のスイッチ以上の増幅効果も予想される．詳細な分子メカニズムやそれぞれの微小環境での役割はまだ解明の途中であり，さらなるチェックポイント療法として改良の余地もあるだろう．

文献

1) Leach DR, et al：Science, 271：1734-1736, 1996
2) Brunet JF, et al：Nature, 328：267-270, 1987
3) Stamper CC, et al：Nature, 410：608-611, 2001

4) Dustin ML：Immunol Rev, 221：77-89, 2008
5) Yokosuka T, et al：Nat Immunol, 6：1253-1262, 2005
6) Yokosuka T & Saito T：Curr Top Microbiol Immunol, 340：81-107, 2010
7) Tian R, et al：Proc Natl Acad Sci U S A, 112：E1594-1603, 2015
8) Yokosuka T, et al：Immunity, 29：589-601, 2008
9) Kong KF, et al：Nat Immunol, 12：1105-1112, 2011
10) Liang Y, et al：Nat Immunol, 14：858-866, 2013
11) Lo B, et al：Science, 349：436-440, 2015
12) Banton MC, et al：Molecular & Cellular Biology, 34：1486-1499, 2014
13) Schneider H, et al：Proc Natl Acad Sci U S A, 102：12861-12866, 2005
14) Yokosuka T, et al：Immunity, 33：326-339, 2010
15) Qureshi OS, et al：Science, 332：600-603, 2011
16) Sauer S, et al：Proc Natl Acad Sci U S A, 105：7797-7802, 2008
17) Onishi Y, et al：Proc Natl Acad Sci U S A, 105：10113-10118, 2008
18) Gu P, et al：Cell Mol Immunol, 9：136-146, 2012
19) Kong KF, et al：Nat Immunol, 15：465-472, 2014
20) Rowshanravan B, et al：Blood, 131：58-67, 2018
21) Wing K, et al：Science, 322：271-275, 2008
22) Boutros C, et al：Nat Rev Clin Oncol, 13：473-486, 2016
23) Kuehn HS, et al：Science, 345：1623-1627, 2014
24) Schubert D, et al：Nat Med, 20：1410-1416, 2014
25) Sutmuller RP, et al：J Exp Med, 194：823-832, 2001
26) Peggs KS, et al：J Exp Med, 206：1717-1725, 2009
27) Liakou CI, et al：Proc Natl Acad Sci U S A, 105：14987-14992, 2008
28) Simpson TR, et al：J Exp Med, 210：1695-1710, 2013

Profile　　　　　　　　　　　　　　　　筆頭著者プロフィール

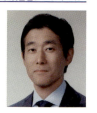

横須賀 忠：1993年，千葉大学医学部卒業，同呼吸器外科入局．2004年，理化学研究所免疫・アレルギー科学総合研究センター研究員．'07年，同上級研究員．'11年～'14年，日本学術振興機構さきがけ「慢性炎症」研究員兼任．'15年より現職．専門分野はT細胞シグナル研究．先端的イメージングと生化学の融合研究領域を立ち上げ，腫瘍免疫とチェックポイント，自己の認識と寛容，ユビキチン化とタンパク質分解，アクチン重合と細胞骨格など，T細胞応答を"シグナロソーム"という視点から研究している．

Book Information

免疫ペディア
101のイラストで免疫学・臨床免疫学に強くなる！

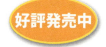

編集／熊ノ郷　淳（大阪大学大学院医学系研究科呼吸器・免疫内科学講座）

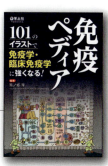

◇ 概要を把握できる見開きイラストや重要なポイントを押さえつつ簡潔にまとめられた解説により，複雑な免疫学を体系的に理解！
◇ 免疫細胞の種類から，がん免疫，アレルギー，自己免疫疾患など注目の話題までしっかり網羅！

本書の構成
1章　免疫細胞の種類と分化	6章　自己免疫疾患
2章　自然免疫	7章　免疫不全
3章　粘膜免疫と腸内細菌叢	8章　がん免疫
4章　獲得免疫	9章　移植免疫
5章　アレルギー	10章　ワクチン

◆定価（本体5,700円＋税）
◆フルカラー　B5判　317頁
◆ISBN978-4-7581-2080-7

特集 がんは免疫系をいかに抑制するのか

それでもわれわれが
PD-1を捨てられない理由

石田靖雅

最近のがん治療の研究により，活性化されたTリンパ球（T細胞）上に発現が誘導されるPD-1分子の機能を抗体で阻害すると，がん細胞中のゲノム変異に起因するネオ抗原への免疫応答が有意に回復することがわかった．このことは，裏を返せば，がん患者の体内では，PD-1によってゲノム変異由来抗原への免疫応答が強く抑制されていることを意味する．では，一体なぜ，PD-1はがん細胞に対する特異的な免疫応答を抑制しなければならないのだろうか？

キーワード	PD-1，がん，自己一非自己識別，ゲノム変異，ネオ抗原

■ はじめに

　2018年春の時点では，Nivolumabなどの完全ヒト型PD-1抗体は，世界60カ国以上においてすでに臨床応用が認可され，メラノーマ，非小細胞肺がん，腎細胞がん，ホジキンリンパ腫，頭頸部がん，膀胱がん，胃がんなどの治療に広く活用されている．しかし，抗体でPD-1の生理機能を弱めるとがんが治るという現象は，非常に不思議なものだと言えなくもない．はたして，PD-1は人類の味方なのか，それともがん細胞の味方なのか？ PD-1は免疫応答を負に制御する分子だと言われるが，一体どのような免疫応答を負に制御しているのか？ これらの素朴な疑問に答えるため，本総説では，PD-1の「真の生理機能」に関する新しい仮説を提出し，その妥当性を考察する．

1 PD-1の発見

　1987年4月，筆者は大学院生として京都大学医学部医化学教室（本庶佑教授）のメンバーに加わり，1991年9月，同教室の助手となった．その直後に，免疫学における自己一非自己識別機構を解明するための研究のなかで，筆者は1つの新規遺伝子を発見し，自己反応性を獲得した危険なTリンパ球がアポトーシス（programmed death）で死滅する際に重要な役割を果たすものであって欲しい，という強い願いをこめて，PD-1（programmed death-1）と命名した[1)2)]．

2 PD-1の基本的な生理機能の解明

　発見された当初，I型膜タンパク質であるPD-1の生理的機能は全く不明であったため，まずは研究の手がかりを得る目的で，PD-1のノックアウトマウスが作製された[3)]．誕生したPD-1ノックアウトマウスは一見健康そのもので，観察を継続しても免疫異常は現れず，単純なノックアウトではPD-1の生理的機能を解明できないのではないか？ と危惧された．

　しかし，生後1年以上にわたって観察を続けたところ，PD-1欠損マウスは，C57BL/6の遺伝的バックグラウンドではループス様の糸球体腎炎と関節炎を発症

The reason why we nevertheless can't discard PD-1
Yasumasa Ishida : Division of Biological Science, Nara Institute of Science and Technology（奈良先端科学技術大学院大学バイオサイエンス領域）

し，BALB/cの遺伝的バックグラウンドでは自己抗体産生を伴う拡張型心筋症を発症することが見出され，過剰な免疫応答を負に制御するというPD-1の基本的な生理的機能が解明された[4)5)]．つまり，PD-1は当初筆者が強く願ったような細胞死関連分子ではなかったのである．筆者は，自らが発見した分子に誤った名前を与えてしまった愚かな名づけ親である．

その後の解析により，抗原などで刺激されたリンパ球では，PD-1の細胞内領域にあるチロシン残基がリン酸化され，チロシンホスファターゼSHP-2がそのSH2ドメインを介してPD-1のリン酸化チロシンに結合して活性化されるため，抗原受容体の下流に位置するシグナル伝達分子群のチロシンがしだいに脱リン酸化され，抗原受容体からのシグナルが減弱されることが明らかになった[6)]．

3 PD-1とがんの免疫療法

一方で，本庶研究室ではPD-1のリガンド分子の探索が行われ，ハーバード大学のグループとの共同研究により，PD-L1とPD-L2が同定された[7)8)]．受容体であるPD-1は，活性化されたT細胞とB細胞にほぼ限局して発現されるのに対し，主なリガンドであるPD-L1はさまざまな組織や細胞に広く発現していることがわかった．なかでも興味深かったのは，ヒトのがん細胞株やがん組織でもPD-L1の発現が高頻度に確認される事実だった．そこで本庶研究室では，がん細胞が宿主のリンパ球による攻撃を回避するために，PD-1/PD-L1経路の免疫抑制シグナルを悪用しているのではないか？という仮説を立て，解析を行った．

その結果，あるがん細胞株にPD-L1分子を強制発現させると，T細胞がその細胞株を攻撃対象として認識しても，肝腎の細胞傷害活性が減弱されてしまうことが判明した[9)]．決定的だったのは，PD-L1発現がん細胞株を移植されたマウスへのPD-L1抗体の投与実験である．そのような抗体でPD-1/PD-L1経路の免疫抑制シグナルを遮断すると，移植されたがん細胞株がたとえPD-L1分子を高度に発現していても，腫瘍の増殖や遠隔転移を顕著に抑制することができた[9)]．この実験結果が，ヒトのがん治療へPD-1経路の阻害抗体を応用する道を拓くことになった．

4 PD-1は人類の敵か味方か？

前述のように，Nivolumabなどの完全ヒト型PD-1抗体は，世界各国において，すでに臨床応用が正式に認可され，多種類のがん腫の治療に活用されている．しかし，抗体でPD-1の生理機能を阻害するとがんが治るという事実は，とても奇妙なものだと言えなくもない．PD-1はわれわれ人類の味方なのか，それともがん細胞の味方なのか？PD-1は免疫応答を負に制御する分子だと認識されているが，一体どのような免疫応答を負に制御しているのだろうか？

この疑問に対する答えを探すうえで，米国セントルイスのSchreiberらが2014年に発表した論文は，非常に重要なヒントを与えてくれる[10)]．彼らはまず，メチルコランスレンで誘発したある肉腫細胞株をホストと同系統のマウスに接種すると，腫瘍が増大してマウスはやがて死亡するが，マウスにPD-1抗体（機能ブロック型）を投与すると，有効な腫瘍免疫応答が引き出され，腫瘍は消失することを示した（図1）．

次に彼らは，その肉腫細胞株のゲノムに蓄積した変異を，全エクソーム解析によって網羅的に検出し，発現遺伝子のなかに約2,800種類のアミノ酸配列の置換を伴う（non-synonymousな）変異を同定した．予想した通り，見出された変異のごく一部は，発がんの原因となり得るドライバー（運転者）変異であったが，大多数は発がんプロセスに寄与する可能性のないパッセンジャー（同乗者）変異であった[10)]．

最後に彼らは，PD-1抗体によって抑制から解放されたT細胞が，肉腫細胞の一体「何を」認識しているのか？という点を，バイオインフォマティクスを駆使したエレガントな手法で解析した．そして，それら抑制から解き放たれたT細胞の少なくとも一部は，肉腫細胞のゲノムに蓄積したパッセンジャー変異によってコードされるネオ抗原を認識していることを証明した[10)]．同様の研究成果は，Genentech社（サンフランシスコ）のチームによっても報告されている[11)]．研究の世界では，この発見こそが，SchreiberらとGenentechチームによる腫瘍免疫学への最大の貢献だと高く評価され

特集　がんは免疫系をいかに抑制するのか

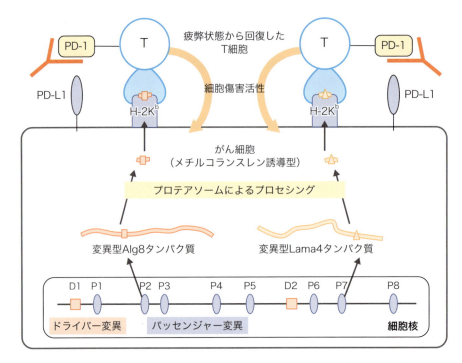

図1　PD-1抗体で抑制から解き放たれたT細胞（の少なくとも一部）は，がん細胞のゲノム変異に由来するネオ抗原を認識する

Schreiberらが解析したある肉腫細胞株のゲノムには，ごく少数のドライバー変異（D）と多数のパッセンジャー変異（P）が同定された．そのパッセンジャー変異のうちの2つ，Alg8という糖転移酵素に生じた1アミノ酸置換の部分と，Lama4という核膜の構成成分に生じた1アミノ酸置換の部分は，細胞質のプロテアソーム系で寸断され，短いペプチドとなったあと，細胞表面の主要組織適合性抗原複合体（MHC）分子の上に提示される．しかし，PD-1による介入（抑制）が働くために，通常，それらのネオ抗原は，T細胞を十分に活性化することができない．

ている．

　しかし，筆者は少し異なる見解をもっている．一番大切なのは，ネオ抗原を認識するT細胞の活性化は，PD-1抗体の投与後にはじめて引き起こされる，という事実ではないか．つまり，Schreiberらの研究成果は，「T細胞（獲得免疫システム）は，がん細胞のゲノムに蓄積したパッセンジャー変異によってコードされるネオ抗原を『非自己』としてちゃんと識別できているにもかかわらず，われわれ動物はPD-1をもっているために，腫瘍の局所やリンパ組織では，そのような『有益なT細胞』の活性化がPD-1によって抑制されてしまう」というきわめて興味深い事実を浮き彫りにしているのである．

5　PD-1の生理機能に関する新しい仮説

　それでは，一体なぜ，われわれ動物は長い進化の過程で，PD-1などという非常に厄介な分子の保持を続けて来たのであろうか？　PD-1が存在するために，われわれとがんとの戦いは，われわれの連戦連敗となってしまうのだ．

　ここでがんの問題から離れ，もう少し広い視点から，動物の恒常性維持について考えてみたい．ヒト（成人）は，赤血球を除外したとしても，約10兆個以上の有核細胞からなり立つと推定されている．加齢とともに，正常体細胞のゲノムにも遺伝子変異が蓄積するが[12]，それぞれの細胞が，アミノ酸置換を伴う遺伝子変異を（少なく見積もって）平均1〜2個，蓄積すると仮定した場合でも，成人（老人）の体内では，出生時には存

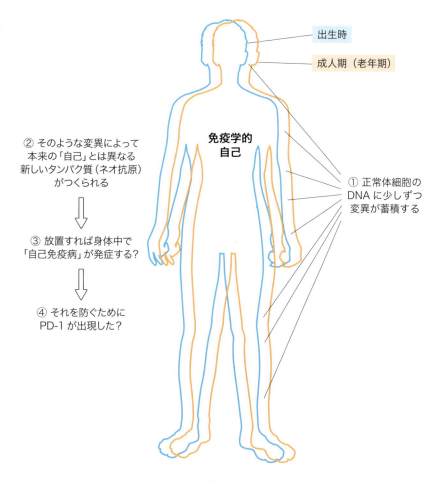

図2 PD-1の生理機能に関する新しい仮説

在しなかった「変異タンパク質」が，約10〜20兆種類以上，産生される計算になる．われわれの免疫系は，それらの無数とも言える「異物」に対して，一体どのように応答しているのであろうか？ がん細胞内に蓄積するゲノム変異の場合には，それらに由来するネオ抗原へのT細胞の免疫応答は，PD-1によって抑制されてしまうことが，Schreiberらによってすでに示されているが…

筆者はここで，1つの仮説を提示する．「われわれ動物は，加齢とともに正常体細胞が生み出すおびただしい数（種類）の変異タンパク質を『自己』として再定義（許容）するために（つまり，新しい『自己』に対する危険な免疫応答を抑制し，個体の恒常性を維持するために），進化の過程でPD-1を獲得した」と考えるの

である（図2）．

この仮説に従えば，比較的若いPD-1ノックアウトマウスに特筆すべき免疫異常（表現型）が出現しない理由にも納得することができる．つまり，比較的若いマウスの正常体細胞には，まだ十分な数のゲノム変異が蓄積していないため，PD-1がそれらに対する免疫応答を抑制する必要がないと考えられるからだ．

しかし，非常に残念なことに，加齢に伴い微妙に変化した正常体細胞に対する免疫応答を抑制する際に，PD-1はがん細胞に対する有益な免疫応答も，全部一緒に抑制してしまったのではないか．がん患者において，抗体によりPD-1の機能を阻害した場合，少数の変異をもった正常体細胞に対する免疫応答は「それなりに」回復するが（immunotherapy-related adverse events：irAEs），より多くのゲノム変異を蓄積したがん細胞は，その高い抗原性のために，きわめて容易にTリンパ球によって認識・識別されることになる．これこそが，機能阻害型のPD-1抗体を利用した免疫療法が，がん細胞に対して高い選択性を示すことの分子基盤だと考えられる．

おわりに

今から27年前，免疫学における自己―非自己識別の問題に風穴を開けたいと考え，筆者はcDNAのサブトラクション法に基づくスクリーニング実験を行い，一つの新規遺伝子PD-1を発見した[1)2)]．そのPD-1は，当初筆者が考えていたような細胞死関連遺伝子（分子）ではなかったが，細胞死の誘導とは全く別の方法で，PD-1は獲得免疫系が自己と非自己を識別する際に，非常に重要な役割を果たしているように見える．がんの免疫療法で威力を発揮するPD-1抗体は，PD-1の本来の生理機能を減弱することにより，自己―非自己識別の判定基準を少しだけ厳格化しているのではないか．

文献

1) Ishida Y, et al：EMBO J, 11：3887-3895, 1992
2) 石田靖雅：細胞工学, 33：1038-1041, 2014
3) Nishimura H, et al：Int Immunol, 10：1563-1572, 1998
4) Nishimura H, et al：Immunity, 11：141-151, 1999
5) Nishimura H, et al：Science, 291：319-322, 2001
6) Okazaki T, et al：Proc Natl Acad Sci U S A, 98：13866-13871, 2001
7) Freeman GJ, et al：J Exp Med, 192：1027-1034, 2000
8) Latchman Y, et al：Nat Immunol, 2：261-268, 2001
9) Iwai Y, et al：Proc Natl Acad Sci, USA, 99：12293-12297, 2002
10) Gubin MM, et al：Nature, 515：577-581, 2014
11) Yadav M, et al：Nature, 515：572-576, 2014
12) Martincorena I, et al：Science, 348：880-885, 2015

Profile

石田靖雅：1986年，名古屋大学医学部卒業．1年間の臨床研修（愛知県がんセンター病院）のあと，京都大学医学部医化学教室（本庶佑教授）に大学院生として入門．'91年，学位取得．その後，日本学術振興会特別研究員，京都大学医学部助手，Harvard Medical School（Genetics, Philip Leder 教授）ポスドク，国立精神・神経センター室長，京都大学再生医科学研究所助教授などを経て，2001年より現職（奈良先端科学技術大学院大学准教授）．

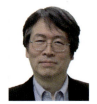

column

源流をたどれば

現在，免疫応答の負の制御として，2つの経路が話題になることが多い．1つは制御性T細胞（regulatory T cells）による抑制経路であり，もう1つはPD-1による抑制経路である．これら2つの研究の源流をたどると，どちらも愛知県がんセンター研究所に行き着くことを読者はご存知だろうか．制御性T細胞の研究は，そもそも同研究所・第二病理学部の西塚泰章部長〔故人．プロテインキナーゼCの発見者／ラスカー賞受賞者・西塚泰美先生（故人．元 神戸大学学長）の兄．ちなみに，弟の西塚泰美先生は，大学院生時代の本庶佑先生の直接の指導者であった〕が1970年前後にはじめたもので，そこに高橋利忠先生（元 愛知県がんセンター総長）や坂口志文先生（現 大阪大学特別教授）などが参画し，特に他の研究施設へ移ってからの坂口志文先生の独創的な貢献によって，大きな発展を遂げた．一方，名古屋大学医学部の学生だった筆者は，1980年代の中盤に，同研究所の高橋利忠先生と上田龍三先生（現 愛知医科大学教授）の研究室に「入り浸る」機会を与えられ，免疫学のおもしろさに洗脳されたため，大学院では京都大学医学部の本庶佑先生に入門する決心を固めた．つまり，1970年代から'80年代にかけて，同研究所がユニークな役割を果たしたからこそ，制御性T細胞とPD-1の研究が，現在のような形で展開したと考えられる．

（石田靖雅）

特集　がんは免疫系をいかに抑制するのか

制御性T細胞・ステロイド―異なる2つの観点からの"免疫抑制"

前田優香

制御性T細胞（Treg）は自己免疫寛容を成立させるとともに過剰な免疫応答を抑制することで生体の恒常性維持に重要な役割を担っている．しかし，がん局所へのTregの浸潤が予後不良と相関すること，Treg除去は抗腫瘍免疫応答が惹起されることなどから，抗腫瘍免疫応答の抑制機構の一つにTregがあげられる．一部の効果的ながん免疫療法によりTregが除去され自己免疫が起こり，この自己免疫をコントロールするためにステロイドが用いられている．過剰に抑制が阻害されることによる弊害を免疫抑制で補うといった矛盾．これまで詳細に検討がなされていなかった"がん免疫療法とステロイド投与"の関係についての知見を報告する．

キーワード　　Treg，ステロイド，免疫寛容，免疫抑制

 はじめに

　がん免疫療法の臨床応用は第4のがん治療法として期待されるとともに，がん細胞に対して成立した免疫寛容を免疫監視の状態に戻す免疫操作が可能であることを示した．免疫系ががんをコントロールしているという考えは，1890年William Coleyの「感染症を発症した患者でがんが自然退縮した」という観察にはじまる．その後，約1世紀を経て2013年Science誌はBreakthough of the Yearにがん免疫療法を選んだ．しかしながら，免疫チェックポイント阻害剤単剤での奏功率は半数以下に留まり，併用療法でも恩恵を享受できない患者が多数存在する．したがって，適切な患者選択のためのバイオマーカーの探索，がんの免疫抑制ネットワークの解明に基づく新規がん免疫療法の開発など解決すべき点も多い．本稿では免疫を理解・コントロールするうえで重要な"免疫抑制"について，制御性T細胞・自己免疫のコントロールで必要不可欠なステロイドといった異なる観点から考察したい．

 1　制御性T細胞

　免疫系は"自己"と"非自己"を明確に識別する．自己に対する自己免疫寛容，すなわち免疫不応答により正常自己組織は免疫系からの攻撃を免れる．自己抗原に強く結合する受容体をもつリンパ球は胸腺において負の選択（negative selection）を受けアポトーシスに陥り，成熟前に淘汰される．しかしながら，末梢血単核球（peripheral blood mononuclear cell：PBMC）への自己（がん）抗原による刺激により自己反応性（自己抗原・がん抗原特異的）$CD8^+$T細胞を誘導することが容易であることから，すべての自己反応性T細胞が排除されているわけではない．以上から，自己反応性T細胞群は何らかのメカニズムにより制御されていることが予想され，このメカニズムに特化したT細胞群の存在については長く議論がなされた．
　坂口志文博士らは，正常マウスの脾臓から分離したT細胞からCD25という表面マーカーを発現する$CD4^+$T細胞を除去し，同系のT細胞欠損マウスにこの細胞群

Regulatory T cells and Steroids – "Immunosuppression" from two different perspectives
Yuka Maeda：Division of Cancer Immunology, National Cancer Center Research Institute（国立がん研究センター研究所腫瘍免疫研究分野）

特集　がんは免疫系をいかに抑制するのか

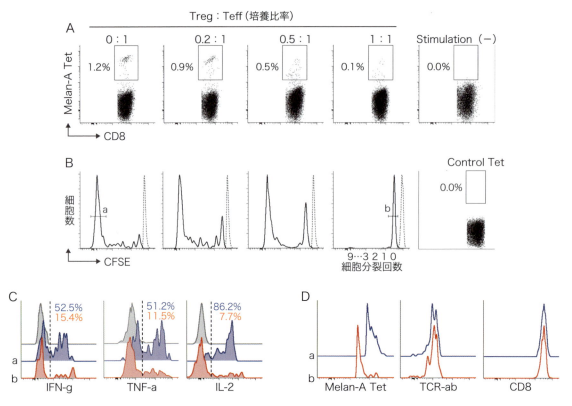

図1　Treg存在下で誘導した腫瘍（自己）抗原特異的CD8⁺T細胞は不応答性を示す
A）Treg存在下では抗原特異的CD8⁺T細胞の誘導率が低下する．B）Treg存在下では細胞分裂が1回で停止する．C）サイトカインの産生能の低下．D）抗原に対する親和性の低下．（文献10より引用）

を移入すると，2〜3カ月の間に自己免疫性甲状腺炎，自己免疫性胃炎，I型糖尿病などの自己免疫疾患が高頻度に自然発生することを見出した[1]．また，少量のCD25⁺CD4⁺T細胞の同時移入によりこれらの自己免疫疾患の発症は抑制された．CD25⁺CD4⁺T細胞は正常個体の末梢では約10％程度存在することが明らかとなった．これらの細胞群は制御性T細胞（regulatory T cell：Treg）と名付けられた．自己免疫寛容は，自己反応性T細胞の負の選択に加えて，Tregによる能動的な抑制機構により生体内で維持されている．

2　制御性T細胞による自己反応性CD8⁺T細胞の機能抑制

TregはCD4⁺T細胞のサブセットであり，転写因子であるFoxp3⁺というフェノタイプを有する．主に，自

己免疫寛容や生体での恒常性の維持に重要な働きをしている．Tregの分化・機能不全はヒトにおいても自己免疫疾患（I型糖尿病など），アレルギー，炎症性腸疾患などを惹起する[2,3]．しかしながら，Tregがどのようにして生体に傷害性のある自己反応性T細胞を長期間かつ安定的にコントロールし自己免疫疾患の発症を抑制しているかは不明であった．

われわれはTregが自己反応性細胞の分化・サイトカイン産生をどのように制御しているのか健康人から採取したPBMCを用いて検討した．正常なメラノサイト，悪性黒色腫（がん抗原）に発現しており，皮膚の自己免疫疾患である白斑症の標的抗原であるMelan-A（MART-1）[4,5]特異的CD8⁺T細胞をTreg存在下・非存在下で誘導を行い，誘導率・誘導された自己抗原特異的CD8⁺T細胞の機能を解析した．Tregの存在比率依存的に誘導される自己抗原特異的CD8⁺T細胞の頻

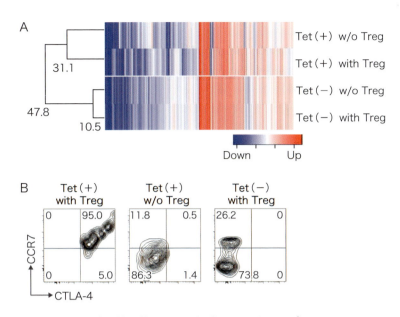

図2 Tregによる抑制を受けた抗原特異的CD8⁺T細胞のフェノタイプ
A）Treg存在下で誘導された抗原特異的CD8⁺T細胞は非特異的細胞とは異なる遺伝子パターンを示した．B）Treg存在下で誘導された抗原特異的CD8⁺T細胞はCTLA-4⁺・CCR7⁺を示した．（文献10より引用）

度は低下することが明らかとなった（**図1A**）．さらに，細胞分裂の回数を調べるためにCD8⁺T細胞にCFSEラベルしたところ，Treg存在下で誘導された自己抗原特異的CD8⁺T細胞は，細胞分裂を1回で停止してしまう性質を有していた（**図1B**）．このような，細胞分裂を途中で中断するような細胞頻度はTregの培養比率に依存的であった．さらに，Treg存在下で誘導された自己抗原特異的CD8⁺T細胞はサイトカイン産生能も低下していた（**図1C**）．しかし，誘導された細胞群のTCRアフィニティーは変化しておらず，自己抗原であるMelan-Aに対してのアフィニティーのみが低下していた（**図1D**）．さらに，興味深いことに同一の健康人ドナーから誘導された非自己抗原（CMV）特異的CD8⁺T細胞は細胞分裂をくり返し，細胞傷害性サイトカインの産生能を有していた．以上から，細胞分裂が1回で停止しサイトカインの産生能が失われ，（自己）抗原に対して"不応答性"である特徴はTregにより抑制された自己抗原特異的CD8⁺T細胞に特異的であった[6)7)]．

3 Treg存在下で誘導された自己（がん）抗原特異的CD8⁺T細胞の特徴

マイクロアレイ解析を用いて，Treg存在下または非存在下で誘導した自己抗原特異的または非特異的CD8⁺T細胞の詳細を検討した．特徴的な発現パターンはTreg存在下で誘導された自己抗原特異的CD8⁺T細胞で上昇していた免疫チェックポイント分子の*CTLA-4*であった（**図2A**）．CTLA-4は活性化した細胞表面に発現しリガンド（CD80/CD86）に結合すると抑制シグナルにより細胞を沈静化する．一方で，anti-apoptotic分子である*BCL2*の発現は低下していた．不応答性を示す自己抗原特異的な細胞群は，活性化しつつアポトーシス傾向であるという一見矛盾した遺伝子プロファイルを有していた．さらに，細胞表面マーカーを検討したところ不応答性自己抗原特異的CD8⁺T細胞の90％以上がCTLA-4⁺・CCR7⁺であった（**図2B**）．CCR7はナイーブ細胞に特徴的はマーカーであり，CTLA-4は活性化にかかわる特徴的なマーカーである．活性化しつつナイーブであるという非常にユニークな特徴を有していた．以上から，Tregの存在下で抗

特集　がんは免疫系をいかに抑制するのか

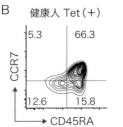
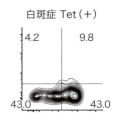
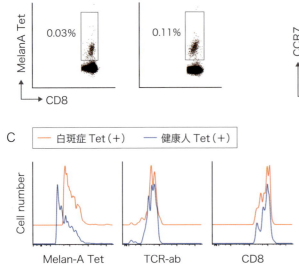
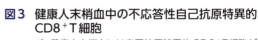

図3　健康人末梢血中の不応答性自己抗原特異的CD8⁺T細胞

A）健康人末梢血には自己抗原特異的CD8⁺T細胞が存在する．B）健康人では自己抗原特異的CD8⁺T細胞はCTLA-4⁺・CCR7⁺の不応答性を示し，白斑症患者では不応答が破綻している．C）白斑症患者では健康人に比較して抗原に対して高親和性を示す．

原刺激を受けた自己抗原特異的なCD8⁺T細胞は，免疫不応答に陥り，さらに特徴的な表現型をもっていた．

4　健康人末梢血にも不応答性自己（がん）抗原特異的CD8⁺T細胞が存在するのか？

　はじめに触れた通り，胸腺での負の選択は完璧ではない．しかしながら，健康人の自己反応性T細胞は自己を攻撃することなく恒常性を保っている．われわれの検討により，このような胸腺での負の選択を回避した自己抗原特異的な自己反応性CD8⁺T細胞が健康人末梢血で確認された．さらに，これらの細胞群は in vitro においてTreg存在下で誘導された自己抗原特異的CD8⁺T細胞と同様にCTLA-4⁺・CCR7⁺で免疫不応答の状態であった（図3A, B）．一方で，自己抗原であるMelan-A/MART-1に対しての自己免疫寛容が破綻している自己免疫疾患である白斑症[8)9)]の患者サンプルを用いて自己抗原（Melan-A）特異的CD8⁺T細胞の表現型を検討した．白斑症患者では，自己抗原特異的CD8⁺T細胞は健康人と比較して，高いアフィニティーのT細胞受容体を有しておりCTLA-4⁻・CCR7⁻で免疫不応答状態が破綻していた（図3C）．健康人においては，CTLA-4⁺・CCR7⁺の不応答性抗原特異的CD8⁺T細胞は，特異的な抗原のみでなくポリクローナルな抗原の刺激に対しても不応答性を示し，自己抗原に対する末梢性の免疫寛容の樹立に重要であることが明らかとなった[10)]．

5　免疫チェックポイント阻害剤によるがん免疫療法

　近年，免疫チェックポイント分子を標的としたがん免疫療法が一部のがん・患者において目覚ましい効果を挙げている[11)〜13)]．2011年にはじめて抗CTLA-4（cytotoxic T-lymphocyte-associated protein 4）抗体（一般名：イピリムマブ）が米国で進行性悪性黒色腫に承認（国内承認2015年）されたことを皮切りにさまざまな抗体が開発され適応疾患も拡大されている．免疫チェックポイントは，過剰な免疫応答を抑制するための分子群で，T細胞の活性化によって誘導され，そのリガンドと結合することにより負のシグナルを伝達する（図4）．担がん生体では，がん抗原による持続的な抗原刺激や制御性T細胞による抗原提示細胞の不活性化により，CD8⁺細胞傷害性T細胞（cytotoxic T lymphocytes：CTL）などのエフェクターT細胞上にさまざまな免疫チェックポイント分子が発現している．

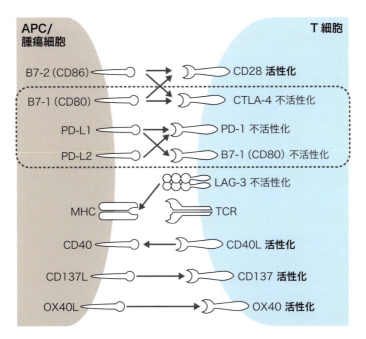

図4 免疫チェックポイント分子
免疫チェックポイント分子は免疫反応を制限もしくは調整をし，正常細胞への攻撃を防ぐ（自己免疫反応）．

❶ 抗体投与による副作用とステロイド投与

　抗体はサブクラスの違いにより生物学的活性が異なる[14]．特にFc-FcRを介した刺激を効果的に誘導する抗CTLA-4抗体（マウスIgG2aやヒトIgG1）ではADCC（Antibody-dependent-cellular-cytotoxicity：抗体依存性細胞障害）活性により，CTLA-4を高発現しているTregが除去される．この機能が抗CTLA-4抗体による抗腫瘍免疫応答の主要な部分を担っていることが報告されている[15]．多くのがん免疫療法で標的とされている免疫チェックポイント分子は，生体の恒常性の維持にも関与するため，免疫チェックポイントシグナルをブロックすることによりがん（自己）に対する免疫応答を惹起している．これらに加えて，抗CTLA-4抗体ではTregの除去により大腸炎・下垂体炎などの自己免疫症状が副作用として生じる[16]．自己免疫症状のコントロールにはステロイドが使用されているが免疫チェックポイント阻害剤との併用に関する詳細なエビデンスはない．しかしながら免疫療法により免疫を賦活化し，一方で過剰な免疫応答を抑制するといった一見矛盾とも思える治療が臨床ではなされている．

❷ ステロイドの投与容量・タイミングが抗腫瘍免疫応答の誘導に影響を及ぼしている

　そこでわれわれはマウスモデルを用いて，抗CTLA-4抗体投与後にステロイドをさまざまな投与量・タイミングで投与し誘導された抗腫瘍免疫応答にどのような影響があるのかを検討した．担がんマウスに免疫チェックポイント阻害剤を投与後，高容量・低容量のステロイドを早期・後期のおのおののタイミングで投与を行った．早期に投与することで免疫チェックポイント阻害剤により誘導された抗腫瘍免疫応答が減弱することが観察された（現在論文投稿中）．さらに，ステロイド投与群ではがん抗原特異的CD8+T細胞の誘導も抑制された．さらに詳細な検討から，ステロイドが特にメモリーT細胞による免疫応答を阻害していることも明らかになった．本検討によりわれわれは，ステロイドは濃度依存的にがん抗原特異的CD8+T細胞の活性化を抑制するのみでなく，代謝経路を介してTCR親和性の低いがん抗原特異的CD8+T細胞のメモリー形成を抑制していることを見出した．Memorial Sloan Kettering

Cancer Center（New York, US）での悪性黒色腫患者への免疫療法＋ステロイド投与のコホートを用いたレトロスペクティブ検討においてもマウスモデルで示唆されるステロイドの影響が臨床転帰に反映していた．免疫チェックポイント阻害剤で誘導された抗腫瘍免疫応答を効果的に持続させ，薬剤のもつポテンシャルを十分に発揮するためにステロイドの投与は可能なかぎり短期間かつ低容量が望ましい（現在論文投稿中）．

おわりに

長年にわたり不明であった末梢性免疫寛容・自己抗原に対する不応答状態に寄与するT細胞がCTLA-4[+]・CCR7[+]により定義されることが示された．今後はこれらの新たな知見を基に自己免疫疾患発症メカニズム・移植免疫・腫瘍免疫を理解し新しい治療戦略に繋げたい．また，今回われわれが示したステロイドがメモリーT細胞形成の抑制に関連しているという新たなメカニズムの発見が，今後のがん免疫療法のレジュメを改善する一助となることを期待したい．

文献

1) Sakaguchi S, et al：Nat Rev Immunol, 10：490-500, 2010
2) Sakaguchi S, et al：J Immunol, 155：1151-1164, 1995
3) Sakaguchi S：Nat Immunol, 6：345-352, 2005
4) Coulie PG, et al：J Exp Med, 180：35-42, 1994
5) Kawakami Y, et al：Proc Natl Acad Sci USA, 91：6458-6462, 1994
6) Jenkins MK & Schwartz RH：J Exp Med, 165：302-319, 1987
7) Schwartz RH：Annu Rev Immunol, 21：305-334, 2003
8) Ogg GS, et al：J Exp Med, 188：1203-1208, 1998
9) Pittet MJ, et al：J Exp Med, 190：705-715, 1999
10) Maeda Y, et al：Science, 346：1536-1540, 2014
11) Wolchok JD, et al：N Engl J Med, 369：122-133, 2013
12) Postow MA, et al：N Engl J Med, 372：2006-2017, 2015
13) Carbone DP, et al：N Engl J Med, 376：2415-2426, 2017
14) Noguchi T, et al：Immunotherapy, 5：533-545, 2013
15) Callahan MK, et al：Semin Oncol, 37：473-484, 2010
16) Postow MA, et al：N Engl J Med, 378：158-168, 2018

Profile

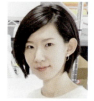

前田優香：2013年大阪大学大学院医学系研究科博士課程修了（坂口志文教授）．'13～'15年ニューヨーク市Memorial Sloan Kettering Cancer Center（Dr. Jedd Wolchok）リサーチフェロー．'15年より国立がん研究センター研究所腫瘍免疫研究分野（西川博嘉分野長）研究員．研究を開始した修士課程（三重大学 珠玖 洋教授）より一貫して腫瘍免疫学研究に従事．現在はTregによる免疫抑制と発がん・代謝メカニズム，がん免疫療法の予後予測について研究を行っている．

特集 がんは免疫系をいかに抑制するのか

TAM・MDSCによる免疫抑制機構

吉永正憲，竹内　理

マクロファージや単球，好中球は自然免疫系の中核を担う細胞群である．腫瘍内にはこれらの細胞が多く浸潤しているが，それらが存在しても免疫系の活性化にはつながらず，腫瘍排除に寄与するどころか，むしろ腫瘍増殖を助長する役割を果たす．本稿ではこのような腫瘍免疫を阻害する腫瘍随伴マクロファージ（TAM）や骨髄由来免疫抑制細胞（MDSC）とよばれる細胞群の起源や性質，またその免疫抑制機構について，これまでの知見を概説する．

キーワード　　TAM，MDSC，腫瘍免疫，免疫抑制機構

■ はじめに

　腫瘍細胞は，腫瘍形成の過程でさまざまな新規の形質を獲得しながら増殖していく[1]．腫瘍細胞ではゲノムの不安定化が生じたり，エピジェネティックな変異が生じることで，通常の細胞では発現しない腫瘍抗原が生じている．結果として腫瘍細胞は，もともとの"自己"の細胞から徐々に逸脱し，免疫学的には"非自己"として捉えられる状態に至っている．しかしながら，腫瘍細胞は免疫系による認識と攻撃を逃れるため，巧妙に免疫系を阻害する機構も獲得する．その代表的な機構として，腫瘍細胞自身がPD-L1をはじめとする免疫チェックポイント分子を提示することで免疫系を抑制することが知られている（**横須賀の稿，石田の稿**参照）．また，このような腫瘍細胞による直接的な抑制機構以外の経路も，腫瘍免疫の回避にとって重要であることが明らかになってきた．腫瘍細胞は，腫瘍随伴マクロファージ（tumor associated macrophage：TAM）や，骨髄由来免疫抑制細胞（myeloid-derived suppressor cell：MDSC）といった細胞の形成を促し，

腫瘍微小環境にリクルートすることで，免疫系を回避する機構も有している．本稿では，このような腫瘍に伴って生じる自然免疫系の細胞の性質とその免疫抑制能に焦点を当てて，腫瘍性疾患において果たす役割を議論したい．

1 TAM，MDSCの起源・性質

　TAMは腫瘍微小環境に存在するマクロファージの総称である．TAMは多くのモデルにおいて骨髄から生じる炎症性（Ly6C[+]）単球から分化する（**図1**）[2][3]．炎症性単球は本来感染などの際に動員され，炎症性サイトカインを放出し，異物を貪食する細胞である．しかしながら，腫瘍の内部で放出されているサイトカインや成長因子の刺激により，腫瘍に遊走してきた炎症性単球の形質が腫瘍を利するように変化すると考えられている．このメカニズムの詳細は明らかになっていないが，マウスの乳がんモデルにおいてNotchシグナリングが必要であることが報告されている[3]．また，腫瘍から放出されるM-CSF（macrophage colony-

---

Mechanisms of immunosuppression mediated by TAM and MDSC
Masanori Yoshinaga/Osamu Takeuchi：Laboratory of Infection and Prevention, Institute for Frontier Life and Medical Sciences, Kyoto University（京都大学ウイルス・再生医科学研究所感染防御分野）

特集　がんは免疫系をいかに抑制するのか

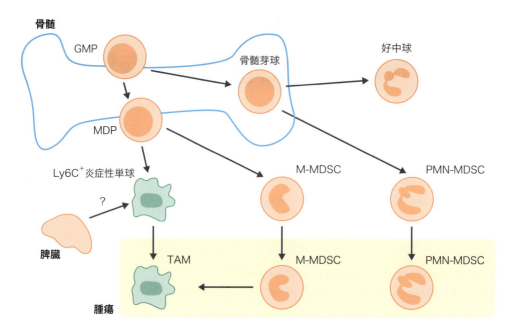

図1　TAM・MDSCの分化

stimulating factor）もしくはGM-CSF（granulocyte macrophage colony-stimulating factor）がTAMの分化に関与するとの報告もある[4)5)]．また腫瘍微小環境におけるTh2型のサイトカインIL4（interleukin 4）やIL13，IL10，TGF-β（transforming growth factor beta）なども関与する[5)6)]．したがって，腫瘍微小環境のさまざまな因子が協調的に免疫抑制性のTAMを誘導すると考えられる．見方を変えれば，このようにマクロファージを自身に都合のよいように利用できるようになった腫瘍が自然選択されて増殖してくるとも考えられる．

　前述した因子のなかでも特にTAMにとって重要な役割を果たすのはM-CSFである．M-CSFはTAMの分化のみならずTAMの腫瘍組織への浸潤にも寄与する[5)]．これらの作用の結果，M-CSFを機能的に欠損したマウスにおいては，皮下に移植したルイス肺がん細胞の増殖が抑制される[7)]．また，乳がんを発症するモデルマウスにおいてM-CSFを欠損させると，原発巣には影響がないものの，転移性腫瘍の発症が遅延する[8)]．

　また，TAMは炎症性単球のみならず，後述するM-MDSCからも分化する．この分化には腫瘍から放出されるM-CSFや，腫瘍の低酸素環境で活性化する転写因子HIF1A（hypoxia-inducible factor 1 alpha）が重要であると考えられている[9)10)]．このようにTAMは異なる前駆細胞から生じうるが，これらが機能的な差異を有しているのかは不明である．

　なお，転移に特に関与するTAMをMAM（metastasis-associated macrophage）として区別することもある．MAMはTAMと同様にM-MDSCや炎症性単球から分化し，転移巣の播種に重要な役割を果たすと考えられている[11)12)]．マウスの乳がんモデルにおいては，MAMはFLT1（FMS-like tyrosine kinase 1, VEGFR1）を発現することにより特徴づけられ，このFLT1シグナル経路が転移の促進に寄与する[13)]．

　TAMは従来，その免疫抑制性の性質からM2マクロファージ様の細胞と考えられてきた[14)]．しかしながら，近年単純なM1，M2マクロファージといった二分法は再検討されつつあり[15)]，実際の生体内ではマクロファージはより複雑で動的な形質を呈していると考えられる．事実多くのTAMはM2マクロファージの代表的マーカーであるArginase-1や，mannose receptor, IL-10などを発現しているが，同時にM1マクロファージを

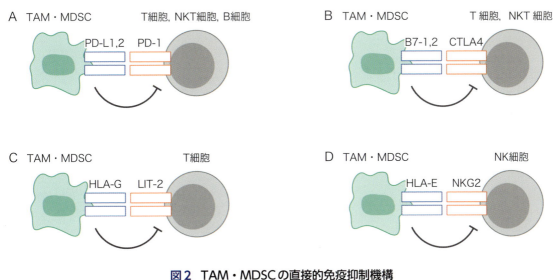

図2 TAM・MDSCの直接的免疫抑制機構

特徴づけるマーカーであるiNOS（inducible nitric oxide synthase，NOS2）や，転写因子HIF1Aも発現しうる．したがって，TAMは免疫抑制機構を有しているが，その機構は従来M2マクロファージが有すると考えられているような機構にのみ依存しているわけではない．

2 MDSCの起源・性質

MDSCは骨髄球系の起源をもつ不均一な細胞集団である．MDSCは腫瘍性疾患や感染症などのさまざまな病的な状態において，血中や腫瘍内部，2次リンパ組織において増加することが知られている[16]．MDSCは，その性質によりさらに2種類に大別される[17]．その1つが単球様のM-MDSC（monocytic MDSC，MO-MDSCとも）であり，比較的強力な免疫抑制能を有している．これに対し，多核球様の細胞をPMN-MDSC（polymorphonuclear MDSC）とよぶ．PMN-MDSCの免疫抑制機構はM-MDSCと比較すると弱いものの，抗原特異的にT細胞の寛容を誘導することが知られている[16]．また，近年PMN-MDSCやM-MDSCよりも未分化の細胞にあたるearly-stage MDSC（eMDSC）とよばれる少数の細胞集団もヒトで同定されたが，これに相当する細胞はいまだマウスでは発見されていない[17]．

3 TAM・MDSCの作用機構

TAMやMDSCは腫瘍形成のさまざまな局面で重要な役割を果たす[5]．TAMやMDSCは，VEGFやマトリクスメタロプロテアーゼなどの因子を放出することで血管新生や浸潤を促す．また，EGF，TGF-βの産生を介して腫瘍のEMTや転移を促進する．このように，TAMやMDSCはさまざまな機構を介して腫瘍の進展を補助する．

前述したような機構に加えて，TAMやMDSCは多種多様な機構を用いて腫瘍の免疫回避を可能にする．以下ではその代表的なメカニズムについて紹介する．

❶ 免疫細胞との直接の相互作用による制御

TAMやMDSCは，免疫細胞に直接負のシグナルを伝達することで，免疫機構の活性化を抑制する（図2）．TAMやMDSCはPD-L1，B7-1，2といった免疫チェックポイント分子を発現している．これらの分子はT細胞，NKT細胞膜表面上の受容体であるPD-1，CTLA4によりそれぞれ認識され，これらの免疫細胞の活性化が阻害される．

また，TAMは抑制性のMHC-I分子であるHLA-GやHLA-Eを発現する[5]．HLA-GはCD4⁺T細胞膜表

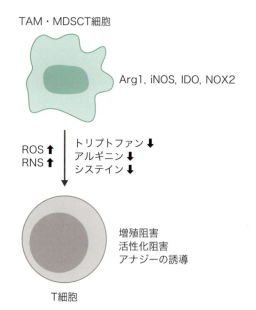

図3 TAM・MDSCの代謝を介した免疫抑制機構

面上に発現している抑制性の受容体であるLIT-2（leukocyte immunoglobulin-like receptor 2）に認識され，その活性化を抑制する．また，HLA-EはNK細胞上のNKG2により認識され，これらの細胞の遊走やIFN-γの分泌を抑制している．

❷制御性T細胞のリクルート

TAMやMDSCは，腫瘍微小環境に制御性T細胞をリクルートすることで免疫応答を抑制する．TAMやMDSCは，ケモカインのCCL3，4，5，またCCL20，CCL22を産生することにより，nTreg（natural Treg，内在性制御性T細胞）を腫瘍組織へリクルートすることが知られている．また，TAMはIL10やTGF-βを産生することにより，CD4[+]T細胞において転写因子Foxp3を活性化する．この作用がiTreg（induced Treg，誘導性制御性T細胞）の誘導に寄与するのではないかと考えられている[5]．

❸腫瘍微小環境の代謝産物の制御

TAMやMDSCは，腫瘍微小環境に存在する代謝産物の量を制御することで，間接的に他の免疫細胞の機能を抑制する働きも有する（図3）[18]．TAMやMDSCが発現する酵素Arginase-1は，アルギニンをオルニチンと尿素に変換する．また，同様にこれらの細胞が発現するiNOSはアルギニンを代謝してNOを産生する酵素である．アルギニンはT細胞の生存・増殖，TCRの発現，ならびに代謝にとって重要な物質の一つであるため，アルギニンがこれらの酵素により代謝され減少することで，T細胞の抗腫瘍効果が損なわれる[19)20]．

また，MDSCは腫瘍微小環境からシステインを減少させる．T細胞は自らシステインを合成することができないため，通常はアミノ酸トランスポーターを介してシステインを取り込んでいる．しかしながら腫瘍微小環境においては，システインを取り込む一方，排出系は有しないMDSCが存在しているため，システインの細胞外濃度は低く保たれている．このため，T細胞はシステインを効率よく取り込むことができず，T細胞の機能が阻害される[21]．

さらに，代謝酵素IDO（indoleamine 2,3-dioxygenase）もまた，TAM・MDSCの機能にとって重要な因子の一つである．IDOは，トリプトファンを代謝してキヌレニンを産生する．トリプトファンの濃度が減少すると，近傍にいるT細胞において増殖阻害やアナジー（免疫不応答）が起こる[22]．

また前述のようにTAM，MDSCより産生されるROS（活性酸素種，reactive oxygen species）やRNS（活性窒素種，reactive nitrogen species）も免疫抑制に寄与する．ROSはNOX2により産生され，T細胞のサイトカイン産生，およびCD3受容体の発現を低下させる．RNSはNOX2やiNOS，ARG1により産生される．これらがTCR/CD8複合体のニトロ化を起こし，MHC受容体との結合が抑制される[23]．

したがって，TAM，MDSCは腫瘍微小環境のさまざまな代謝産物の量を調節することで，他の免疫細胞の機能および活性化を阻害できる場を形成する．

おわりに

以上みたように，TAMやMDSCによる免疫抑制機構の詳細が解明されつつあり，腫瘍の進展にとって重要な役割を果たすことが明らかとなった．TAMやMDSCの浸潤の程度は，多くの腫瘍の予後と相関することが知られている[24]．したがって，TAMやMDSCの増殖や機能を抑制するような治療は，これらのがん種の新

たな免疫療法の1つとなりうるだろう．実際，TAMの分化や遊走に重要なM-CSFを介したシグナル経路の阻害薬は有望視されており，複数の臨床試験が進行中である[25)26)]．その一方で，前立腺がんや小細胞がん，脳腫瘍をはじめとした一部の腫瘍では，TAMは必ずしも予後不良因子ではないことも示されている[24)27)]．したがって，異なるがん種におけるTAMの性質の違いを詳細に検討することが，TAM・MDSCが病態形成において果たす役割のさらなる理解にとって必要と考えられる．

また，TAM・MDSCが免疫抑制に用いる分子メカニズムを阻害することも有効な治療となりうる．すでにPD-1，PD-L1，CTLA4抗体は上市されており，実臨床での有効性を示しているが，他の分子メカニズムも同様に治療標的の候補としてあげられる．TAM・MDSCの作用は多岐にわたるため，このような治療法同士を組合わせることも検討が必要と思われる．また，TAM・MDSCの免疫抑制機構の解明がさらに進むことで，新たな治療標的が見つかる可能性もある．TAM・MDSCを標的とする治療法開発はまだ端緒についたばかりであるが，腫瘍の免疫療法の重要な一角を担う可能性が高く，さらに詳細な検討を進めていくことが必要と考えられる．

文献

1) Hanahan D & Weinberg RA：Cell, 144：646-674, 2011
2) Movahedi K, et al：Cancer Res, 70：5728-5739, 2010
3) Franklin RA, et al：Science, 344：921-925, 2014
4) Su S, et al：Cancer Cell, 25：605-620, 2014
5) Noy R & Pollard JW：Immunity, 41：49-61, 2014
6) Biswas SK, et al：Semin Immunopathol, 35：585-600, 2013
7) Nowicki A, et al：Int J Cancer, 65：112-119, 1996
8) Lin EY, et al：J Exp Med, 193：727-740, 2001
9) Corzo CA, et al：J Exp Med, 207：2439-2453, 2010
10) Ugel S, et al：J Clin Invest, 125：3365-3376, 2015
11) Qian BZ, et al：Nature, 475：222-225, 2011
12) Kitamura T, et al：J Exp Med, 212：1043-1059, 2015
13) Qian BZ, et al：J Exp Med, 212：1433-1448, 2015
14) Mantovani A, et al：Trends Immunol, 23：549-555, 2002
15) Murray PJ, et al：Immunity, 41：14-20, 2014
16) Veglia F, et al：Nat Immunol, 19：108-119, 2018
17) Bronte V, et al：Nat Commun, 7：12150, 2016
18) Biswas SK & Mantovani A：Cell Metab, 15：432-437, 2012
19) Geiger R, et al：Cell, 167：829-842.e13, 2016
20) Rodriguez PC, et al：Blood, 109：1568-1573, 2007
21) Srivastava MK, et al：Cancer Res, 70：68-77, 2010
22) Munn DH, et al：Immunity, 22：633-642, 2005
23) Nagaraj S, et al：Nat Med, 13：828-835, 2007
24) Zhang QW, et al：PLoS One, 7：e50946, 2012
25) Ries CH, et al：Cancer Cell, 25：846-859, 2014
26) Gotwals P, et al：Nat Rev Cancer, 17：286-301, 2017
27) Bingle L, et al：J Pathol, 196：254-265, 2002

Profile　著者プロフィール

吉永正憲：2016年京都大学医学部卒業．'16年より京都大学大学院医学研究科博士課程在籍．現在はRNA結合タンパク質の代謝における機能の解明をめざした研究を行っている．

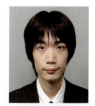

竹内 理：2001年大阪大学大学院医学系研究科修了．ダナファーバー癌研究所研究員を経て，'04年より大阪大学微生物病研究所助手，'07年同准教授．'12年より京都大学ウイルス研究所教授．'16年より現職（改組）．自然免疫による炎症制御機構の解明をめざした研究を展開している．

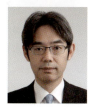

特集 がんは免疫系をいかに抑制するのか

がん局所の代謝改善による
免疫抑制の解除

高塚奈津子，茶本健司

抗原特異的Ｔ細胞の機能維持・長期生存は，がん免疫療法の奏功の鍵を握る．Ｔ細胞の分化や機能制御に，細胞内エネルギー代謝が重要な役割を担うことがわかってきた．しかしがん局所のＴ細胞はがん細胞との代謝競合や種々の免疫抑制機序により，活性に必要なエネルギー量を確保できず，代謝疲弊に陥っている．われわれの研究室ではＴ細胞の代謝改善薬の併用がPD-1阻害抗体療法の治療効果を向上することを見出した．本稿ではがんの代謝特性による免疫抑制機構および，代謝制御によるＴ細胞応答増強のコンセプトについて解説する．

キーワード	PD-1，解糖系，酸化的リン酸化，脂肪酸酸化，ミトコンドリア

■ はじめに

　がん免疫療法の発展に伴い免疫細胞解析が急速に進化した結果，これまで不明であったＴ細胞特有の代謝特性とその分子機構に関する知見が蓄積され，注目されている[1]．そして細胞内代謝のダイナミックシフトがＴ細胞の分化・機能制御において重要な役割を担うことが明らかとなりつつある．がんに対する免疫応答にはさまざまな因子が関与しているが，がん抗原特異的Ｔ細胞応答の重要性についてはコンセンサスが得られている[2]．一方，がん細胞の生存・増殖にとって有利な代謝環境が，Ｔ細胞の機能を減弱させるメカニズムの詳細が解明されてきた[3]．これらの知見は，代謝制御によってがんの免疫抑制を克服し，Ｔ細胞機能を再賦活化する治療戦略が，がん免疫療法の効果を向上させる可能性を示唆する．本稿では，がんの代謝特性による免疫抑制機構および，Ｔ細胞の機能維持や分化の過程における代謝プログラムとその制御機構について略述するとともに，代謝制御によるがん免疫療法開発の試みについて，われわれの研究結果を交えて解説する．

1 がん微小環境の代謝特性による免疫抑制

❶ がん細胞の解糖系亢進による免疫抑制機序

　細胞活動に必要なエネルギーを産生するためには，必要量の栄養を取り込み，代謝する必要がある．がん細胞では，正常細胞と比較して細胞分化や形質転換など，細胞機能や増殖能が大きく変化し，包括的なエネルギー代謝機能の転換が起こる（がんの代謝リプログラミング）[4]．がん細胞は，好気的条件下でも解糖系代謝[*1]を亢進させ（Warburg効果[5]），増殖や転移などの活発な活動に必要なエネルギーを担保している[6]．この代謝特性は低酸素状態におけるエネルギー供給だけでなく，免疫抑制環境の形成を促進していることが明らかとなってきた．解糖系は酸化的リン酸化と比べてATP供給速度は早いが産生効率は著しく悪く，がん細胞は大量のグルコースを消費する．グルコース不足に陥ったがん局所では，解糖系に依存して活性化するエフェクターＴ細胞への分化が妨げられるほか，機能障害を起こすことが報告されている[7]．Brandらはがん細胞の解糖系亢進によって，がん局所に乳酸が蓄積し，

Metabolic modification in tumor microenvironment ameliorates immune suppression
Natsuko Takatsuka/Kenji Chamoto：Department of Immunology and Genomic Medicine, Kyoto University Graduate School of Medicine（京都大学大学院医学研究科免疫ゲノム医学講座）

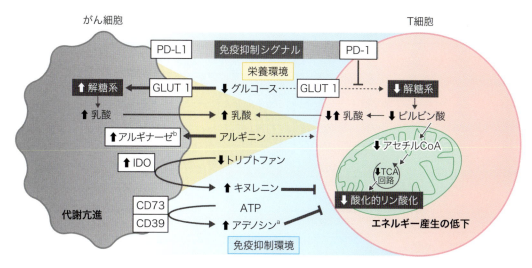

図1 がん細胞との代謝競合と免疫抑制環境によるT細胞の疲弊
がん細胞の増殖・転移に伴い，がん局所ではグルコースやアミノ酸が枯渇し，T細胞への栄養供給が途絶え，活性化に必要なエネルギーを担保できない．さらに，代謝等を介した種々の免疫抑制機序によりT細胞はエフェクター機能を発揮できない状況に陥っている．a．アデノシン：ATPの代謝産物．がん細胞や制御性T細胞上のCD39とCD73との酵素活性を介して代謝され，エフェクターT細胞を抑制する[27]．b．アルギナーゼ-1：L-アルギニンから尿素への変換を触媒し，T細胞の活性化・分化に必須の栄養（アミノ酸）を欠乏させる．

T細胞の浸潤を抑制すること，活性化細胞核内因子 (nuclear factor of activated T cell：NFAT) の発現を低下させT細胞機能を減弱することを示している[8]．

また，PD-1/PD-L1シグナルによる，解糖系代謝を介した免疫抑制メカニズムについても報告されている．

T細胞に伝達されたPD-1シグナルは，PI3K-Akt-mTOR経路を抑制する（**石田の稿**参照）．mTOR (mammalian target of rapamycin) は細胞内外のエネルギー状態を感知し，グルコーストランスポーター (Glut) の発現等を介して，糖代謝・脂質合成を促進する重要な代謝制御因子である[9]．PD-1シグナルを介したmTORの抑制によって解糖系によるエネルギー代謝経路は阻害される．

❷ がん細胞のアミノ酸代謝リプログラミング

糖代謝と同様，がん細胞ではアミノ酸の代謝も亢進していることが報告されている[10]．このアミノ酸代謝リプログラムはがん細胞の増殖に必要なタンパク質，脂質，核酸などの細胞骨格構成因子の供給のみならず，免疫系からの攻撃回避戦略の一つともなっている．がん細胞はトリプトファンの主要代謝経路であるキヌレニン経路の律速酵素，インドールアミン2,3-ジオキシゲナーゼ (IDO) を高発現し，トリプトファン代謝を亢進させている．その結果がん局所ではT細胞の活性化・増殖に必須のトリプトファンが枯渇し，T細胞による抗がん免疫応答は抑制される[11]．事実，多様な予後不良がんにIDOの高発現が認められている[12]．さら

> ※1 解糖系代謝
> ATPを産生する系には解糖系と酸化的リン酸化がある．解糖系を介してグルコースを代謝（異化）しピルビン酸が産生される．その際にグルコース1分子あたり2分子のATPを産生する．通常，ピルビン酸は酸素の供給がある状態ではミトコンドリア内に取り込まれて，ピルビン酸脱水素酵素の作用でアセチルCoAに変換され，TCA回路，酸化的リン酸化によりさらに36分子のATPを産生する．低酸素シグナルを受け取ると，ピルビン酸から乳酸が合成されるようになり，ATP産生は解糖系を中心として行われる．

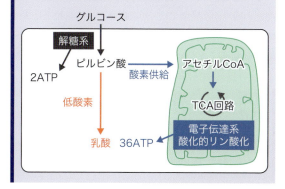

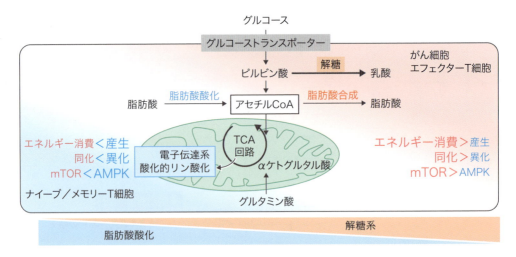

図2　細胞の分化，活性化における細胞内エネルギー代謝制御機構
ナイーブT細胞：脂肪酸酸化や低レベルの解糖を介して供給されるアセチルCoAなどの代謝産物を利用し，ミトコンドリア内で酸化的リン酸化を行うことでATPを産生し，その生存を維持している．エフェクターT細胞：TCRシグナルの刺激によって，解糖系が亢進する．それに加え，活性化したT細胞では，グルタミン等のアミノ酸代謝が亢進することが知られている[28]．AMPK：エネルギー産生のための異化作用を促進する（細胞内エネルギーレベルを維持），mTOR：同化作用を促進する（細胞増殖，細胞骨格形成の調節に関与）．

にキヌレニンに代表されるトリプトファン代謝産物の細胞毒性により，T細胞の増殖抑制および細胞死が誘導されることも報告されている[13)14)]．IDOの阻害が抗がん免疫応答を賦活化することが示されており[15)]現在，多くのIDO阻害剤とPD-1阻害抗体とを併用した臨床試験が行われ，実地治療としての有効性が証明されつつある．

以上よりがん細胞の代謝リプログラミングは，代謝競合によってT細胞の持続的な機能障害（疲弊）を引き起こすと同時に，最大の外敵である免疫系の攻撃から回避するための免疫抑制環境の形成に寄与していることが理解できる（図1）．

2 T細胞機能・分化における代謝プログラム特性の理解，がん免疫療法への展開

❶ エフェクターおよびメモリーT細胞の代謝特性

免疫チェックポイント阻害療法が免疫抑制状態を解除し，がんを排除できることが明らかになった今，その治療効果を向上させるための次なる戦略が求められている．免疫療法効果を持続させるためには，がん特異的T細胞免疫応答を長期的に引き起こすことのできる免疫システムを構築することが重要である．この中心的な役割を担うのは長期生存エフェクターT細胞である[16)]．

静止期のナイーブT細胞は，ミトコンドリア※2内で酸化的リン酸化を行うことでエネルギー（ATP）を産生し，その生存を維持している（図2）[17)]．抗原を認識して，エフェクターT細胞に分化するに伴い，持続的な増殖やエフェクター機能の発揮のため，細胞内では細胞骨格形成のための同化作用とATP産生を担う解糖系が優位になる[7)]．抗原認識によってT細胞で誘導される代謝変化は，がん細胞の代謝状態に類似している．前述の通りがん局所では，がん細胞との代謝競合によってT細胞への栄養供給が途絶え，T細胞はエフェクター機能を発揮できない状況に陥っている[3)]．さらに活性

※2　ミトコンドリア
外膜の内側に内膜があり，ミトコンドリアの生理機能は内膜で進行する．内膜はクリステと呼ばれるひだ状に落ち込んだ折りたたみ構造をとっており，表面積が大きく，ミトコンドリア1個あたりの，呼吸によるATP産生効率を上げている．クリステ構造を変化させることで，ミトコンドリア好気呼吸量の量，ATP産生量を調節していると考えられている．

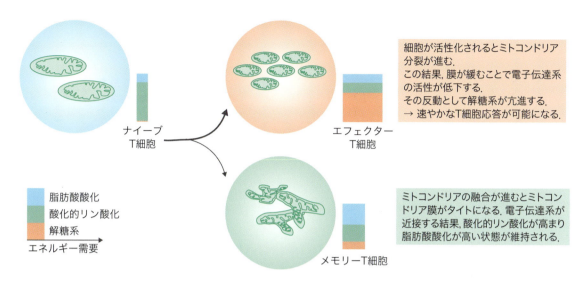

図3 ミトコンドリアのダイナミクスチェンジを介した細胞内エネルギー代謝制御機構
エフェクターT細胞ではミトコンドリアは分裂により小型形態を維持しているが，長期生存エフェクター/メモリーT細胞では融合して細長い形態をとっている．

化T細胞に発現したPD-1シグナルは，解糖系の抑制を介してエフェクター細胞への機能を妨げる．一方でこれを別の角度から捉え，PD-1シグナルを介した解糖系から脂肪酸酸化への代謝リプログラミングが，T細胞の最終分化によるアポトーシスを抑制し，T細胞の長期生存を可能にしているとの報告もある[18]．

がん局所の慢性的刺激下で分化した大部分のエフェクターT細胞は最終分化段階まで進み，アポトーシスを起こしてしまう．がんの増殖をコントロールするためには短命のエフェクターT細胞ではなく，長期生存エフェクターT細胞を誘導することが重要である[16]．エフェクターT細胞の長期的生存には，解糖系に加え，酸化的リン酸化や脂肪酸酸化とのバランスのとれた代謝リプログラミングが必要である[19]．この中心的役割を担うのがミトコンドリアである[20]．

❷ ミトコンドリアを介した代謝リプログラミングによるT細胞の分化・機能制御

エネルギー代謝においてミトコンドリアは中心的な役割を担っており，ミトコンドリアを介した脂質代謝や酸化的リン酸化経路は，メモリーT細胞の形成や維持に重要であることが示唆されている[21]．Pearceらはミトコンドリアの形態変化が代謝プログラム変化をもたらしT細胞分化を制御することを報告した（図3）[22]．ミトコンドリアの融合に必須のopa1（optic atyophy 1）ノックアウトマウス由来のT細胞ではメモリーT細胞が欠損することが示された．このことはT細胞分化が代謝による二次的変化というより，ミトコンドリア自体によって制御されることを示唆する．

がん局所のT細胞内ミトコンドリアの多くはクリステ構造を欠いており，機能低下状態をきたし，解糖系が使用できず，エフェクター機能が阻害されていることが報告されている[23]．ミトコンドリアの生合成や活性化にはPGC-1α（peroxisome proliferator-activated receptor gamma coactivator 1-alpha）の活性化が重要な役割を果たしていると考えられている[24]．PGC-1αは転写コアクチベーターであり，さまざまな転写因子と結合し，ミトコンドリア関連の遺伝子発現を制御する．Shrpingらは，がん局所T細胞ではAktの活性化シグナル依存的にPGC-1αの発現が減少していること，PGC-1αを強制発現させるとミトコンドリア関連の代謝リプログラミングとともに不応答性が回復し，腫瘍の増殖が抑制されることを示している[23]．これらのことは，ミトコンドリアを介したエネルギー代謝制御が，抗腫瘍免疫応答を増強できる可能性を示

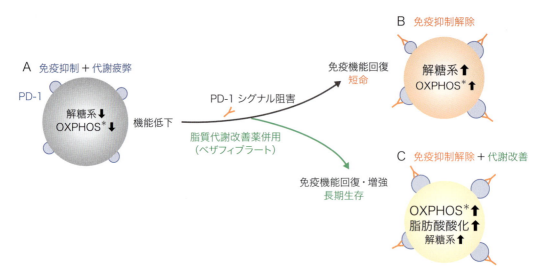

図4　T細胞のエネルギー代謝改善併用によるPD-1阻害抗体療法の効果向上戦略
　A）がん局所のT細胞は種々の免疫抑制機序と代謝疲弊によって，活性化に必要なエネルギーを産生できず機能不全に陥っている．B）PD-1シグナルの阻害は，T細胞の解糖系を再賦活化しエフェクター機能を回復させる．しかし，最終分化が進み，アポトーシスを起こしてしまうため，長期間にわたってがん細胞の増殖をコントロールできないケースが想定される．C）PD-1シグナル阻害と同時に薬剤を用いてT細胞内の脂質代謝経路に介入することでミトコンドリアが活性化され，T細胞機能が増強された．さらに脂肪酸酸化が活性化されたことによってアポトーシスが回避され，エフェクターT細胞の長期生存を促した．これらの相乗効果によってPD-1阻害抗体の効果が向上したと考えられる．

唆している．

❸ 代謝制御によるがん免疫療法の試み

　われわれのグループではPD-L1阻害抗体治療モデルマウスについて種々の細胞解析をした結果，腫瘍局所T細胞内のミトコンドリアが活性化し，活性酸素（ROS）を産生していることを見出した[25]．そこで，ミトコンドリアを活性化させることでT細胞内代謝をリプログラムし，PD-1阻害抗体による抗腫瘍効果を増強できるのではないかと仮説をたて検証した．まず治療モデルに低用量のROS発生剤を投与したところ，予想通りPD-1阻害抗体による抗腫瘍効果が著しく増強された．続いてROS産生増強効果のある脱共役剤（FCCP）をPD-1阻害抗体と併用したところ，ROS依存的に抗腫瘍効果が増強された．この際，脱共役剤併用によって腫瘍局所CD8$^+$T細胞のmTORとAMP活性化プロテインキナーゼ（AMPK）の両方が活性化し，ミトコンドリア活性に重要な役割を担うPGC-1αの発現が増強されることを明らかにした．AMPKはmTORと同様，重要な代謝調節因子で，細胞内ATPレベルの減少を感知して活性化される．活性化AMPKは解糖系だけでなく，脂肪酸酸化と酸化的リン酸化を亢進することから，エフェクター細胞への分化と長期生存に重要な分子であると考えられている[26]．これらの結果は，ミトコンドリアの活性を介する細胞内代謝プログラム変化が，腫瘍局所のCD8$^+$T細胞のエフェクター細胞への分化と生存を促進し，腫瘍特異的免疫応答を増強できることを示唆する（図4）．

　一連の抗腫瘍効果の治療応用をめざし，PGC-1αに結合する既知の転写因子活性化薬剤（約20種類）について，in vivoモデルでスクリーニング試験を行った結果，PPAR（peroxisome proliferator-activated receptor）のリガンドであるベザフィブラートをPD-1阻害抗体と併用することで，腫瘍の増大が抑制され，担がんマウスの生存率を延ばすことに成功した（図4）．本成果をもとに現在抗PD-1抗体とベザフィブラートとの併用治療の臨床試験にて安全性を検証している．

おわりに

がん細胞の代謝リプログラミングは，免疫系からの攻撃を回避するための生存戦略メカニズムの一つであることがわかってきた．こうした免疫抑制環境下でエフェクターT細胞を活性化し，その機能をいかにして長期間維持できるかが，がん免疫療法の成功の鍵を握る．ここではT細胞の代謝制御機構と，その維持に影響を及ぼすがん局所の代謝特性について紹介した．代謝を制御する化合物は数多く存在するため，今後はこうした代謝プログラムを人為的に制御することが，免疫抑制解除によるT細胞応答活性化に基づく新たながん免疫療法の開発につながると期待される．

文献

1) Zhang L & Romero P：Trends Mol Med, 24：30-48, 2018
2) Melief CJ：Adv Cancer Res, 58：143-175, 1992
3) McKinney EF & Smith KGC：Nat Immunol, 19：213-221, 2018
4) Ferreira LM, et al：Oncogene, 31：3999-4011, 2012
5) Warburg, O：Science, 123：309-314, 1956
6) Cairns RA, et al：Nat Rev Cancer, 11：85-95, 2011
7) Ho PC, et al：Cell, 162：1217-1228, 2015
8) Brand A, et al：Cell Metab, 24：657-671, 2016
9) Laplante M & Sabatini DM：Cell, 149：274-293, 2012
10) Krall AS, et al：Nat Commun, 7：11457, 2016
11) Mellor AL & Munn DH：Immunol Today, 20：469-473, 1999
12) Uyttenhove C, et al：Nat Med, 9：1269-1274, 2003
13) Liu P, et al：BMC Cancer, 9：416, 2009
14) Mellor AL & Munn DH：Nat Rev Immunol, 4：762-774, 2004
15) Wainwright DA, et al：Clin Cancer Res, 18：6110-6121, 2012
16) Kamphorst AO, et al：Vaccine, 33 Suppl 2：B21-B28, 2015
17) Biswas SK：Immunity, 43：435-449, 2015
18) Patsoukis N, et al：Nat Commun, 6：6692, 2015
19) O'Sullivan D, et al：Immunity, 41：75-88, 2014
20) Aon MA, et al：Front Physiol, 5：282, 2014
21) Pearce EL, et al：Nature, 460：103-107, 2009
22) Buck MD, et al：Cell, 166：63-76, 2016
23) Scharping NE, et al：Immunity, 45：374-388, 2016
24) Wu Z, et al：Cell, 98：115-124, 1999
25) Chamoto K, et al：Proc Natl Acad Sci U S A, 114：E761-E770, 2017
26) Blagih J, et al：Immunity, 42：41-54, 2015
27) Maj T, et al：Nat Immunol, 18：1332-1341, 2017
28) Ganeshan K & Chawla A：Annu Rev Immunol, 32：609-634, 2014

Profile
筆頭著者プロフィール

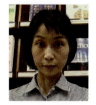

高塚奈津子：東京医科歯科大学歯学部卒業，同大学顎顔面外科学分野における臨床経験中に腫瘍免疫に興味をもち，同大学免疫治療学分野で基礎研究を開始（神奈木真理教授）．2009年博士号取得後，5年間の臨床を経た後，古巣の免疫治療学分野にて基礎研究を再開．国立がん研究センター腫瘍免疫研究分野（西川博嘉分野長）を経て'18年より現 京都大学免疫ゲノム医学研究員（本庶佑教授）．研究動機はがん免疫療法に貢献しうる新たな知見を見出すこと．

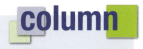

PD-1研究からの学び

　PD-1阻害ががん患者に有効であるという結論は，長年の免疫学の命題であった「ヒトでも免疫監視機構が存在するのか」という論争に終止符を打った．PD-1は行き過ぎた免疫にブレーキをかけ，生存維持を可能にするため進化の過程で得られた分子である．そのシステムを利用してがんは免疫を抑制し自らを適応化（増殖）させる．がんの生き残り戦略を考えるとPD-1は生存を脅かす道具でもあると考えられる．すなわち生命にとってPD-1は諸刃の剣なのである．しかし，その免疫制御機序を理解し，操ることでがんを克服できる可能性が見えてきた．PD-1はがん治療を目指して同定されたわけではなかったが，大きな潮流となった．PD-1の発見者であり，現在の恩師である本庶教授の研究姿勢からは，研究によって見出されるさまざまな発見から重要なものを適切に取捨選択する嗅覚（勘）と，正しい方向性をもって育てるあげる執着心（想）が重要であると感じる．　　（茶本健司）

特集 がんは免疫系をいかに抑制するのか

新規がん免疫療法研究開発の「狂騒曲」

冨樫庸介

がん免疫療法の1つであるPD-1/PD-L1やCTLA-4といった免疫チェックポイントを標的とした薬剤は多くのがんで効果が証明されているが，その効果は満足のいくものでなく，全く無効で副作用だけが出てしまうような症例も存在し，効果予測バイオマーカーやより効果を高める治療方法が求められている．より効果の高い治療をめざして世界中では「狂騒曲」のようにがん免疫療法の開発競争がなされており，細胞傷害性抗がん剤との併用，他の免疫チェックポイントを標的にしたような薬剤や免疫抑制性細胞を標的とした薬剤などが注目されている．しかし，生物学的，特に免疫学的な裏づけに伴うような層別化なしで開発を行うことに限界が生じつつあり，今後は生物学的な特性に基づくような，新しい治療戦略が必要である．

キーワード	がん免疫療法，免疫チェックポイント阻害剤，新薬研究開発

■ はじめに

　がん免疫療法の1つである抗PD-1/PD-L1抗体を含む免疫チェックポイント阻害剤はさまざまながんで効果が証明されている．しかしながら，全く無効で免疫療法特有の副作用だけが出てしまうような症例や，年単位で再発のない完治したかのような症例も存在する．その詳細な機序も明らかではないため，効果予測バイオマーカーやさらに効果を高めるような治療方法が求められている[1]．そういった流れのなかで，世界中で免疫チェックポイント阻害剤との併用も含めたさまざまながん免疫療法の開発競争が「狂騒曲」のようになされているが[2)3)]，生物学的な裏づけによる層別化なしで開発を行うことに限界が生じつつある．そこで，本稿では現状の新規薬剤の研究開発状況に加えて，生物学的，特に免疫学的な機序に基づいた将来的な治療戦略を交えて議論する．

1 免疫サイクル

　腫瘍細胞と抗腫瘍免疫応答との関係を考えた場合に，がん免疫編集の概念における「逃避相」に存在している臨床的な「がん」を「平衡相」さらには「排除相」へと逆戻りしているのが，がん免疫療法である．現状最も効果が証明されている免疫チェックポイント阻害剤は，T細胞を活性化することで効果を発揮しているが，このことは抗腫瘍免疫応答のなかでも細胞傷害性T細胞が重要であることを示唆している．この細胞傷害性T細胞による抗腫瘍免疫応答のプロセスは7つのサイクルにまとめられている（図1)[4]．すなわち，① がん抗原が腫瘍細胞から放出され，② がん抗原を抗原提示細胞がMHC上に提示し，③ HLA上のがん抗原をT細胞受容体が認識しT細胞が活性化（プライミング），④ 活性化したT細胞が遊走，⑤ 腫瘍局所へ浸潤，⑥ 腫瘍局所でMHC上のがん抗原を認識し，⑦ 腫

"Rhapsody" of novel cancer immunotherapy development
Yosuke Togashi：Division of Cancer Immunology, National Cancer Center Research Institute/ Division of Cancer Immunology, Exploratory Oncology Research & Clinical Trial Center, National Cancer Center（国立がん研究センター研究所腫瘍免疫研究分野/先端医療開発センター免疫TR分野）

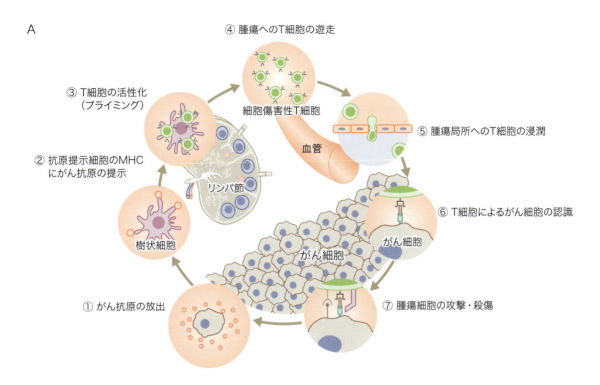

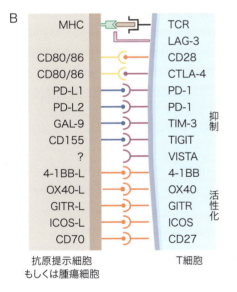

図1 免疫サイクルと免疫チェックポイント

A) ①がん抗原が腫瘍細胞から放出され，②がん抗原を抗原提示細胞がMHC上に提示し，③HLA上のがん抗原をT細胞受容体が認識しT細胞が活性化（プライミング），④活性化したT細胞が遊走，⑤腫瘍局所へ浸潤，⑥腫瘍局所でMHC上のがん抗原を認識し，⑦腫瘍細胞を攻撃・殺傷する．この③と⑥のステップで免疫チェックポイントが作用しT細胞の活性化をコントロールしている．B) PD-1やCTLA-4を代表としてLAG-3, TIM-3, TIGIT, VISTAなどが，T細胞を抑制する分子として報告されている．一方で，T細胞を活性化するような4-1BBやCD28，さらにはOX-40, GITR, ICOSといった分子も存在する．（Aは文献4より引用）

瘍細胞を攻撃・殺傷する．この③と⑥のステップで免疫チェックポイントが作用しT細胞の活性化をコントロールしている（図1A）．

2 現状の治療開発

1の免疫サイクルの各ステップを標的とした薬剤の研究開発が現在世界中で進行中である．それらをすべて本稿に記載することは困難なため代表的なものをい

くつか記載した.

❶ がんワクチン・養子免疫療法

がんに対する細胞傷害性T細胞の免疫応答はがん抗原に対して起こる. がん抗原を外部から投与することで, がん抗原に対する免疫応答を増強する治療方法ががんワクチンである. 従来行われてきたがんワクチン療法はほとんどが「がん精巣抗原」というがんに発現が高くて正常細胞にはほとんど発現がないタンパク質由来の抗原であるMelan-AやMAGE, NY-ESO1といった抗原を使用して行われてきた. しかしながらこういった「がん精巣抗原」は本来, 体に存在するタンパク質由来の抗原のため (共通抗原), すでに自己として免疫寛容が成立しており効果が限定的だったと考えられている[5)6)]. 一方でがんが有する体細胞変異由来の抗原は, 正常細胞には存在せずウイルスなどと同様に非自己として認識されるため, 細胞傷害性T細胞の免疫応答も強いと考えられている (ネオ抗原). 実際に免疫チェックポイント阻害剤の効果と腫瘍の体細胞変異数には関連があり[7)], 腫瘍免疫応答に重要な抗原はこのネオ抗原であると考えられている[5)6)]. われわれも過去にネオ抗原に対する制御性T細胞の抑制活性とがん精巣抗原に対する抑制活性の違いを見出し, ネオ抗原の重要性を支持する知見を得ている[8)]. このネオ抗原の重要性をもとにして考えられた治療がネオ抗原ワクチンである. すなわち, 個々の患者ごとに網羅的な遺伝子解析によって体細胞変異を同定しその体細胞変異からネオ抗原を予測し, 患者に投与するような治療法である. メラノーマではこのネオ抗原ワクチンについて, 実際にT細胞が応答し良好な臨床効果が得られたという結果が報告されている[9)10)]. またこういったワクチンと免疫チェックポイント阻害剤との併用療法もさかんに行われている.

細胞傷害性T細胞を直接体内に移入するような養子免疫療法も従来から行われてきた. 腫瘍浸潤リンパ球由来のT細胞を使用する方法や, 特定の抗原を対象としたような免疫応答の強いT細胞受容体を人工的に導入したようなT細胞を使用する方法の効果が報告されている[11)]. さらに最近では, 腫瘍細胞特異的な細胞表面抗原を認識しT細胞受容体のT細胞活性化領域とCD28や4-1BBといった共刺激分子を組合わせて内部に効率的なシグナルを伝えるよう改変したT細胞を使用するCAR-T療法の効果が報告されている. 特にリンパ腫でCD19抗原を使用した場合にきわめて効果が高いことが報告され, 海外では臨床応用されはじめている[11)〜13)]. 一方でサイトカインが大量に放出されることによる重大な副作用 (cytokine-release syndrome) や神経毒性なども報告されている. 残念ながら固形がんに対しては特異的な表面抗原と副作用の問題で, 血液腫瘍ほど有望なものはまだ登場していない.

❷ 免疫チェックポイントおよび類する分子を標的とした治療

免疫チェックポイント分子はPD-1/PD-L1以外にもさまざま存在しており (図1B), これらに対してアプローチする研究開発が現在進行中である.

現状, 臨床応用されているPD-1/PD-L1とCTLA-4は両方ともT細胞を抑制するという機能では似ているが, 免疫サイクルにおいて作用するステップやその作用機序も異なるため, この両者の併用効果が期待されている. メラノーマや腎細胞がんでは抗PD-1抗体に抗CTLA-4抗体を併用する治療の有効性が証明されすでに海外では使用されており, 肺がんなどでも治験が行われている[14)]. 一方で, 免疫療法特有の副作用の増強も報告されており, 十分な注意が必要である.

PD-1やCTLA-4同様にT細胞を抑制する免疫チェックポイント分子としてLAG-3, TIM-3, TIGIT, VISTAなどが報告されており, マウスモデルでは抗PD-1/PD-L1抗体耐性にLAG-3やTIM-3がかかわっていることが報告されているため[15)], それらをブロックするアンタゴニスティックな抗体の研究開発が進んでいる[16)17)]. PD-1とでは抑制の機序やリガンドが異なり, かつ単剤では効果があまり認められないため, 抗PD-1/PD-L1抗体との併用療法での開発が主になっている. われわれの臨床検体の検討でも, ほとんどの患者ではPD-1が最も腫瘍浸潤リンパ球で発現しており, LAG-3といった他のチェックポイント分子はPD-1と同時に発現している場合が多く, 併用でないと効果が低いことを支持する結果を得ている (投稿準備中).

一方でT細胞を活性化するような免疫チェックポイント分子を標的とした薬剤についても研究開発が進んでいる. 特に, CAR-T療法でも利用されている4-1BB

やCD28，さらにはOX-40，GITR，ICOSといった分子に対するアゴニスティックな抗体の研究開発がなされている[16)17)]．しかしながら，やはり単剤での効果は低く抗PD-1/PD-L1抗体との併用がメインになりつつある．

制御性T細胞は自己に対する免疫応答や過度な免疫応答を制御することで自己寛容にかかわり免疫系のホメオスタシスを維持する役割を担っているが，自己免疫疾患や腫瘍といったさまざまな疾患での関与も報告されている．マウスでは制御性T細胞を除去することで腫瘍が拒絶されることが報告され[18)19)]，一般的に，末梢血では制御性T細胞は5％程度しか存在しないが，腫瘍浸潤リンパ球中には20％，多いものでは50％も存在し[20)21)]，さらに制御性T細胞が腫瘍局所で多い場合は予後不良となることも報告されているため，制御性T細胞を抑制することで抗腫瘍免疫応答を活性化しようという試みがさかんになされている[20)21)]．もともと制御性T細胞のマーカーとして報告されていたCD25に対する抗体療法による制御性T細胞への効果や，制御性T細胞の抑制機能にとって非常に重要な分子とされているCTLA-4に対する抗体では制御性T細胞が減少する可能性が報告されている[22)]．CCR4は制御性T細胞を引き寄せるケモカインであるCCL17，22の受容体であり，制御性T細胞で発現が高い．本邦で開発され成人T細胞白血病に臨床応用されている抗CCR4抗体のmogamulizumabは制御性T細胞を除去し抗腫瘍免疫応答を活性化する可能性があり，治験が進行中である[23)24)]．また前述の免疫チェックポイント分子はいずれも活性化した腫瘍局所の制御性T細胞にも発現が高いことが報告されているため，制御性T細胞を抑える抗体としても研究開発がなされている．

ここには書ききれないほど前述のような免疫関連の分子を標的にしたような薬剤を組合わせるような治療開発戦略がさかんになされているが，すべてが成功するとは考えにくい．例えば腫瘍浸潤リンパ球にLAG-3の発現がないような患者に対して抗LAG-3抗体が有用とは考えにくく（投稿準備中），実際に治験の解析でもLAG-3が発現していないような場合の効果は非常に低いことが報告されている．個々の患者ごとに発現しているマーカーに合わせた治療戦略が今後のがん免疫療法の個別化医療に向けては必要であろうとわれわれは考えている（図2）．

❸ 細胞傷害性抗がん剤・放射線治療

一般的な細胞傷害性抗がん剤や放射線治療が抗腫瘍免疫応答に与える影響は以前から指摘されていた[25)]．すなわち，変異由来のネオ抗原を増加させる，抗原提示能が上がる，danger signalからSTING活性化を誘導する（immunogenic cell death），制御性T細胞やMDSCといった抑制性細胞を抑制する，などといった抗腫瘍免疫応答を活性化する機序が報告されている[25)]．これらを根拠に抗がん剤と抗PD-1/PD-L1抗体との併用療法の治験では良好な結果が報告され[26)]，第Ⅲ相試験でも効果が証明されている（コラム①）．また，局所進行肺がんに標準治療である放射線化学療法を行った後に抗PD-L1抗体治療を行った治験でも，放射線化学療法だけの群を著しく上回る有効性が証明されている[27)]．

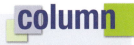

コラム①：薬剤の本当の「効果」とは？

新規抗がん剤の承認のためには第Ⅲ相試験で従来の標準治療と比較して，その効果を証明する必要がある．非小細胞肺がんにおける1stラインの抗PD-1/PD-L1抗体と細胞傷害性抗がん剤（＋血管新生阻害剤）の併用療法の治験は，従来の標準治療である抗がん剤（＋血管新生阻害剤）をコントロールとして行われ，無増悪生存期間ならびに全生存期間での優越性が証明された．一方で抗PD-1/PD-L1抗体自体は2ndライン以降で使用した場合にも全生存期間を延ばすことがすでに証明されている薬剤であり，コントロール群で2ndライン以降にこの薬剤を使用していない患者が相当数いる場合には全生存期間の比較自体があまり公平とは考えにくい．薬剤自体の効果を否定するものではなく，むしろその重要性を再認識させる結果でもあるが，常にこういった議論が付きまとってしまう．

（冨樫庸介）

特集　がんは免疫系をいかに抑制するのか

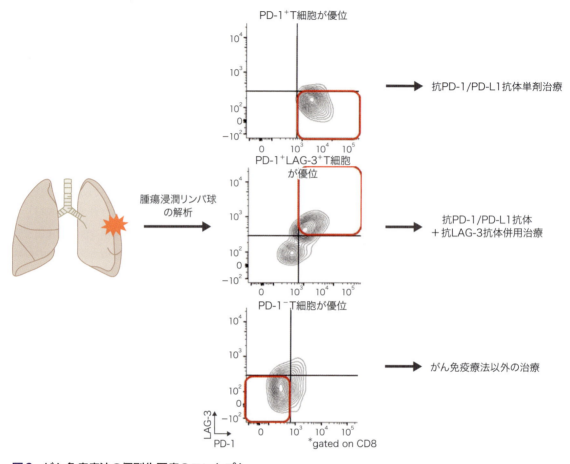

図2　がん免疫療法の個別化医療のコンセプト
個々の患者ごとに腫瘍浸潤リンパ球で発現しているマーカーに合わせ，PD-1のみが発現していれば抗PD-1/PD-L1抗体単剤，PD-1とLAG-3が両方発現していれば両者を抑えるような併用療法，活性化しているT細胞が存在しなければがん免疫療法を選択しない，といったような治療戦略が今後のがん免疫療法の個別化医療に向けては必要であろうとわれわれは考えている．

一方で，抗がん剤はリンパ球を減らすので免疫は低下するという意見や，抗がん剤などに誘導されるような変異は不均一であって免疫療法の効果にはかかわらないという報告や[28]，抗がん剤によって誘導される活性酸素が抗腫瘍免疫応答には負に働くという報告も存在しており[29)30]，議論のある併用療法であると考えている．

❹血管新生阻害剤
　VEGF（vascular endothelial growth factor，血管内皮細胞増殖因子）を代表とした血管新生因子は，免疫抑制性の腫瘍微小環境にかかわっているとされている[31)32]．すなわち，エフェクターT細胞の機能抑制，逆に制御性T細胞やMDSCの機能促進，抗原提示細胞の抑制などが機序として報告されている．また低酸素も抗腫瘍免疫応答には負に働くことが報告されている．これらはbevacizumabやramucirumabといった血管新生阻害剤でキャンセルできる可能性があり，われわれも胃がん患者でramucirumabによる治療前後の腫瘍浸潤リンパ球で制御性T細胞が減少しエフェクターT細胞を活性化していることを確認している（論文投稿中）．これら薬剤と抗PD-1/PD-L1抗体との併用についての研究開発が進んでおり[33]，肺がんの第Ⅲ相試験では効果が示され（**コラム①**），腎細胞がんでも併用療法の効果が証明された．

❺ IDO阻害剤

IDOはトリプトファンをキヌレリンに代謝する酵素である[34)35)]．キヌレリンには免疫抑制作用があり，エフェクターT細胞の抑制や制御性T細胞の活性化が報告されている．腫瘍細胞そのものに加えて腫瘍微小環境では，樹状細胞やマクロファージ，血管内皮細胞，線維芽細胞といった細胞が主にIDOを発現している．このIDOを阻害する薬剤の研究開発が進んでいるが，やはり単剤では効果は低く抗PD-1/PD-L1抗体との併用で治験が主になされている[36)]．特にメラノーマや非小細胞肺がんでの併用による上乗せ効果が期待され，さまざまな治験が進行中である．

❻ ウイルス療法

ウイルス感染後の腫瘍縮小は1900年代から報告されていた．その機序は，ウイルスによる直接の腫瘍細胞の溶解・それに伴う周辺腫瘍細胞も含めたアポトーシス，抗原性増強やdanger signalによる抗腫瘍免疫の活性化に大別される[37)38)]．ほとんどのウイルスは局所注射で使用されるが，より腫瘍細胞特異的に感染するように，例えば，正常細胞に感染・複製する際に必要な遺伝子を除去する，もしくはそういった遺伝子の上流を腫瘍特異的な転写プロモーターで置き換えるといった工夫がなされている．また，p53やTRAILといった遺伝子を導入してアポトーシスの誘導を促進したり，GM-CSFやケモカインの遺伝子を導入して免疫応答を促進したりするような工夫もなされている．HSV-1ベースで作成されたtalimogene laherparepvecはメラノーマでは効果が証明され，局所治療としてすでに欧米では使用されている[39)]．さらに，免疫チェックポイント阻害剤との併用での研究開発も進行中で，良好な結果が示されている[40)41)]．また本邦でもHSVの自然弱毒変異株であるHF10やHSV-1ベースのG47δ，さらにアデノウイルスベースのOBP-301などの研究開発がなされており，OBP-301については抗PD-1抗体との併用治療も行われており，われわれもその検体を用いて免疫状態の変化を解析している．

❼ その他

腫瘍微小環境における低酸素や細胞のアポトーシスにより放出されるATPはCD39，CD73による代謝を受けてアデノシンにまで分解される[29)30)42)]．このアデノシンはA2A受容体を介して免疫抑制作用をもつため，治療標的として注目されている．A2A受容体阻害剤は単剤での効果はあまり高くなく，やはり抗PD-1/PD-L1抗体との併用が主になっており，さらに抗CD73抗体との併用も注目されている[43)]．

制御性T細胞と同様に抑制性の細胞として注目されているMDSC（myeloid-derived suppressor cell）といった骨髄系細胞を標的としたような治療の研究開発も進んでいる．CSF1受容体やTRAIL受容体，さらにさまざまな骨髄系細胞を誘導するケモカインを標的としたような治療，プロスタグランジン代謝を阻害する治療などの研究開発がなされている[44)]．

腫瘍側の要因として免疫抑制性の腫瘍微小環境にかかわっているようなシグナルがいくつか報告されている．例えばWNT/βカテニンシグナルやPI3KシグナルはT細胞の腫瘍局所への浸潤を抑制して，免疫療法の耐性にかかわることが報告されている[45)46)]．われわれも肺がんのEGFR遺伝子変異や胃がんの特異的な遺伝子異常が同様に免疫抑制性の微小環境にかかわっていることを同定している（投稿準備中）．これらを抑制するような薬剤と抗PD-1/PD-L1抗体との併用の治験も現在進行中でわれわれも検体を解析しているところである．また，PI3Kシグナルは制御性T細胞に重要なシグナルでもあり，阻害することで制御性T細胞を抑制できる可能性が報告されている．さらに腫瘍の増殖シグナルとしても重要なMAPKシグナルはT細胞の疲弊にも重要なシグナルで，阻害することで疲弊を解除しアポトーシスを抑制することが報告されており，抗PD-1/PD-L1抗体の効果があまりみられない大腸がんなどで併用の治験が積極的になされている．

3 現状の課題とわれわれの取り組み

研究開発が進んでいる新規薬剤を中心にかいつまんで記載したが，早期相のものまで含めると❶に記載した免疫サイクルのそれぞれに作用するような薬剤が書ききれないほど大量に治験が進行しており，まさに「狂騒曲」と言え，これらがすべて成功するとは思えない．EGFR遺伝子変異非小細胞肺がんに対するEGFRチロシンキナーゼ阻害剤のような，ある程度効果が想定さ

特集 がんは免疫系をいかに抑制するのか

れる少数例での第Ⅲ相試験が難しくなっている状態では（**コラム②**）[47)48)]，こういった薬剤を開発するにあたってはどうしても第Ⅲ相試験の症例数が増え開発費が莫大となり，それがすべて薬価に跳ね返ってしまう．

こういった現状を改善するためには，早期臨床開発の段階から実際の臨床検体を詳細に解析し，患者を効果予測バイオマーカーなりで絞った状態で第Ⅲ相試験を行う必要があると考え，われわれは企業とも共同で治験検体も含めた臨床検体の解析に取り組んでいる．なかでも腫瘍と直接対峙している腫瘍浸潤リンパ球が抗腫瘍免疫応答には最も重要と考えており，病院内で解析できるというメリットを生かして手術や生検から1時間以内に生きた状態で免疫細胞を解析することが可能である．一方でこういった免疫細胞は非常に不均一な集団でもあるので，塊での解析には限界があり，マルチカラーフローサイトメトリーやCyTOF，さらにシングルセルシークエンスなどを用いて解析している．臨床部門の協力もありすでに1,500以上の臨床検体（特に腫瘍浸潤リンパ球＋腫瘍DNA/RNA）を収集・解析している．抗PD-1抗体前後の検体を解析することで特徴的な腫瘍浸潤リンパ球の変化の発見や（論文投稿中），前述のように血管新生阻害剤であるramucirumabでは末梢血ではわからないような腫瘍浸潤リンパ球での制御性T細胞の減少効果を示し，臨床効果にかかわっていることを見出している（論文投稿中）．まだ一般臨床では使用されていないような治験薬も対象としても同様の解析を行い，腫瘍浸潤リンパ球でのエフェクターT細胞の活性化や制御性T細胞の減少などを示し，がん免疫療法としての次の開発ステップに進むことができたような薬剤も存在する．

こういったシステムを用いて腫瘍浸潤リンパ球をより大規模に網羅的に解析し，ゲノム異常と統合させたようなImmuno-Genome Atlasの作成を計画中である．どういったゲノム異常やネオ抗原をもつがんで，腫瘍浸潤リンパ球でどのような免疫チェックポイントがよく発現しているのか？などということを明らかにすることができ，今後，がん免疫療法の研究開発の効率を高めることができると考えている．

■ おわりに

2012年の米国臨床腫瘍学会（ASCO）で免疫チェックポイント阻害剤の衝撃的な報告からすでに5年以上が経ち，メラノーマ，非小細胞肺がん，腎細胞がん，頭頸部がん，胃がん，ホジキン病を中心に臨床での使用も広がり，さらには従来のがんのタイプとは無関係に腫瘍体細胞変異数が多いMSI-Hのがんという括りでも海外では承認されている[49)]．本稿で紹介した治療標的のなかでは，読者もご存知のようにPD-1や制御性T細胞，さらにはIDOも日本で研究が進んだものである（**コラム③**）．2012年のASCOの報告を聞くまでは「がん免疫療法なんて胡散臭い」と思っていた筆者としては，地道な基礎研究の成果がここまで臨床応用されていることに非常に感銘を受けている．一方であえて

---

column

コラム②：EGFR遺伝子変異から見る効果予測バイオマーカーの重要性

もともとEGFR遺伝子変異という概念がない状況でEGFRチロシンキナーゼ阻害剤が先に承認され，著効する患者の腫瘍組織からEGFR遺伝子変異が同定されたという歴史があり，まさに臨床検体の重要性を如実に示す出来事であった．その後，世界に先駆けて日本でEGFR遺伝子変異陽性例に対して抗がん剤とEGFRチロシンキナーゼ阻害剤との比較第Ⅲ相試験が行われた．ゲフィチニブやエルロチニブはEGFR遺伝子変異陽性非小細胞肺がんに対して70％程度の奏効率で1年程度の無病悪生存期間が期待でき標準治療との効果の差が大きければ大きいほど臨床試験の患者数は少なくすむため，200例程度で圧倒的な優越性が早々に証明された経緯がある．筆者は医師になりたての頃に分子標的薬の登場を目の当たりにでき感銘を受け，さらに今現在は免疫療法の「狂騒曲」も目の当たりにしており，ある意味ではたいへんいい時代にいることを実感している．　　　　　　　　　（冨樫庸介）

「狂騒曲」という言葉を使ったが，現状のがん免疫療法の開発状況は地道な頃とは大きく異なっている．筆者は経済学者ではないが，このような状況で本邦の医療費の現状をかんがみると，有効性が証明されてもわずかな差では承認されない可能性が危惧され，これは国民にとっての（もちろん製薬メーカーにとっても）不利益になると言わざるを得ない．

基礎研究における「美しい」結果と，実臨床での「許容」できるというのはやはり異なり，その溝を埋めるのがtranslational researchである．抗PD-1抗体におけるPD-L1の発現という効果予測バイオマーカーは基礎研究の「美しさ」から考えると，完璧なものとは言いがたい[50]．一方で1stラインでのPD-L1強陽性非小細胞肺がんに対するpembrolizumabの有効性というものが臨床では「許容」され，さかんに使用されている現状を考慮すると[51]，前述のような早期臨床開発の段階から実際の臨床検体を詳細に解析することで可能となるような効果予測バイオマーカーに絞った新薬研究開発戦略が必要であり，製薬メーカーとアカデミアとの密な共同研究・translational researchが重要であると考えている．さらに発展させて，がん免疫療法も現状のPD-1やCTLA-4さらにはLAG-3，制御性T細胞といった代表的なマーカーを加えた個別化医療の方向に進む必要があると考えている（図2）．

謝辞

いつも臨床検体についてご協力いただいている国立がん研究センター東病院の消化管内科 小澤さん，川添先生，設楽先生，土井副院長，大津院長，膨大な検体を処理・解析してくださっているラボの技官さん・大学院生を含めたメンバーの皆さん（書ききれずすいません），PIである西川博嘉先生，そして何より臨床検体解析に同意・協力してくださった患者様・ご家族様にこの場を借りて深謝申し上げます．

文献

1) Topalian SL, et al：N Engl J Med, 366：2443-2454, 2012
2) Chen DS & Mellman I：Nature, 541：321-330, 2017
3) Tang J, et al：Ann Oncol, 29：84-91, 2018
4) Chen DS & Mellman I：Immunity, 39：1-10, 2013
5) Hacohen N, et al：Cancer Immunol Res, 1：11-15, 2013
6) Hu Z, et al：Nat Rev Immunol, 18：168-182, 2018
7) Rizvi NA, et al：Science, 348：124-128, 2015
8) Maeda Y, et al：Science, 346：1536-1540, 2014
9) Ott PA, et al：Nature, 547：217-221, 2017
10) Sahin U, et al：Nature, 547：222-226, 2017
11) Rosenberg SA & Restifo NP：Science, 348：62-68, 2015
12) Brudno JN & Kochenderfer JN：Nat Rev Clin Oncol, 15：31-46, 2018
13) Neelapu SS, et al：N Engl J Med, 377：2531-2544, 2017
14) Larkin J, et al：N Engl J Med, 373：23-34, 2015
15) Koyama S, et al：Nat Commun, 7：10501, 2016
16) Burugu S, et al：Semin Cancer Biol, S1044-579X：30182-30187, 2017
17) Dempke WCM, et al：Eur J Cancer, 74：55-72, 2017
18) Onizuka S, et al：Cancer Res, 59：3128-3133, 1999
19) Shimizu J, et al：J Immunol, 163：5211-5218, 1999
20) Nishikawa H & Sakaguchi S：Curr Opin Immunol, 27：1-7, 2014
21) Togashi Y & Nishikawa H：Curr Top Microbiol Immunol, 410：3-27, 2017
22) Romano E, et al：Proc Natl Acad Sci U S A, 112：6140-6145, 2015
23) Sugiyama D, et al：Proc Natl Acad Sci U S A, 110：17945-17950, 2013
24) Kurose K, et al：Clin Cancer Res, 21：4327-4336, 2015
25) Brown JS, et al：Br J Cancer, 118：312-324, 2018
26) Langer CJ, et al：Lancet Oncol, 17：1497-1508, 2016
27) Antonia SJ, et al：N Engl J Med, 377：1919-1929, 2017
28) McGranahan N, et al：Science, 351：1463-1469, 2016
29) Maj T, et al：Nat Immunol, 18：1332-1341, 2017
30) Togashi Y & Nishikawa H：Nat Immunol, 18：1285-1286, 2017

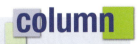

コラム③：日本の基礎研究からの貢献とその後の開発とのギャップ

京都大学の石田・本庶らがPD-1を同定し，現 大阪大学の坂口らが制御性T細胞の概念を確立した．また，あまり知られていないことであるが，故 早石らがIDOの発見・同定・機能解析に多大なる貢献をしている．ただ残念ながら薬剤として開発するには日本はどうしてもスピードが遅く，治験などはほとんどが海外で先行してしまっており，日本での発見をベースにつくられた薬剤を「逆輸入」しているような現状でもある． （冨樫庸介）

特集　がんは免疫系をいかに抑制するのか

31) Voron T, et al：Front Oncol, 4：70, 2014
32) Voron T, et al：J Exp Med, 212：139-148, 2015
33) Wallin JJ, et al：Nat Commun, 7：12624, 2016
34) Brochez L, et al：Eur J Cancer, 76：167-182, 2017
35) Prendergast GC, et al：Cancer Res, 77：6795-6811, 2017
36) Beatty GL, et al：Clin Cancer Res, 23：3269-3276, 2017
37) Fukuhara H, et al：Cancer Sci, 107：1373-1379, 2016
38) Hamid O, et al：Cancer Immunol Immunother, 66：1249-1264, 2017
39) Andtbacka RH, et al：J Clin Oncol, 33：2780-2788, 2015
40) Puzanov I, et al：J Clin Oncol, 34：2619-2626, 2016
41) Ribas A, et al：Cell, 170：1109-1119.e10, 2017
42) Leone RD, et al：Cancer Cell, 27：435-436, 2015
43) Young A, et al：Cancer Cell, 30：391-403, 2016
44) Gabrilovich DI：Cancer Immunol Res, 5：3-8, 2017
45) Spranger S, et al：Nature, 523：231-235, 2015
46) Peng W, et al：Cancer Discov, 6：202-216, 2016
47) Maemondo M, et al：N Engl J Med, 362：2380-2388, 2010
48) Mitsudomi T, et al：Lancet Oncol, 11：121-128, 2010
49) Sidaway P：Nat Rev Clin Oncol, 14：586, 2017
50) Carbone DP, et al：N Engl J Med, 376：2415-2426, 2017
51) Reck M, et al：N Engl J Med, 375：1823-1833, 2016

Profile

著者プロフィール

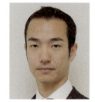

冨樫庸介：2006年京都大学医学部医学科卒業，呼吸器内科医として肺がんの分子標的薬開発を目の当たりにし，臨床検体の解析，translational research が重要だと思い，'12年～'15年近畿大学大学院医学研究科にて医学博士取得（西尾和人教授）．在学中に免疫チェックポイント阻害剤のデータが報告され，「これはがん免疫について勉強しなくては…」と強く思い現在にいたる．'14年日本学術振興会特別研究員（DC2），'17年日本学術振興会特別研究員（PD）を取得．臨床検体が一番ヒトの病気の真実に近いと思い研究に取り組んでいる．ゲノム医療で行われつつあるような，バイオマーカーに基づく個別化医療をがん免疫療法にも導入すること，さらにはゲノムも統合したような医療をめざしている．

Book Information

伝わる医療の描き方

患者説明・研究発表がもっとうまくいく メディカルイラストレーションの技術

著／原木万紀子　監／内藤宗和

新刊

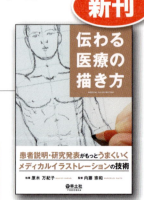

オリジナルな研究にはオリジナルなイラストを！

研究成果を解りやすく示すため，発表にインパクトを出すために，イラストは有効なツールです．素材集に頼るのもアリですが，思い通りのものが見つからないことも．どうせなら，自作しませんか？ 必要なのは伝えたい気持ち．才能は不要です！誰でも実践可能なコツを，美術解剖学のプロが最小限の言葉で解説します．

◆定価（本体 3,200 円＋税）　◆フルカラー　B5 判　143 頁　◆ISBN978-4-7581-1829-3

発行　羊土社

特集関連書籍のご案内

がん免疫療法
抗PD-1抗体，CAR-T細胞療法から，Neoantigenを標的としたがん制御機構まで

実験医学増刊 Vol.34 No.12

河上 裕／編

免疫チェックポイント阻害療法をはじめ注目のがん免疫療法．基盤となる腫瘍免疫学をメカニズムから理解し，最新の臨床試験の結果をもとに複合療法，個別化医療につなげる！

B5判 261頁 2016年7月発行
定価（本体5,400円＋税）
ISBN 978-4-7581-0356-5

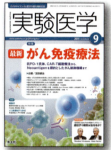

やさしく学べる がん免疫療法のしくみ

玉田耕治／著

がん抗原とは？ 抗PD-1抗体はなぜ効くの？ 副作用は？ 細胞療法とワクチンの違いは？ などの基本知識を，豊富なイラストとともにやさしく，正しく解説．

B5判 75頁 2016年10月発行
定価（本体2,500円＋税）
ISBN 978-4-7581-2071-5

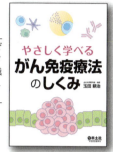

がん免疫療法×ゲノミクスで変わるがん治療！

実験医学 2017年3月号 Vol.35 No.4

柴田龍弘／企画

今がん研究者が最も注目を集めるがん免疫療法．がん免疫の多様性を紐解くため「ゲノミクス」の視点を取り入れた研究をご紹介．

B5判 137頁 2017年2月発行
定価（本体2,600円＋税）
ISBN 978-4-7581-0161-5

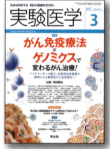

最新 がん免疫療法
腫瘍免疫学の最新知見から治療法のアップデートまで

実験医学 2015年9月号 Vol.33 No.14

玉田耕治／企画

抗PD-1抗体の有効性により，がん治療法の新たな基軸としての期待がますます高まる，がん免疫療法．

B5判 135頁 2015年8月発行
定価（本体2,000円＋税）
ISBN 978-4-7581-0143-1

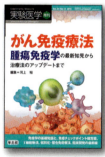

がんと正しく戦うための遺伝子検査と精密医療

西原広史／著

遺伝子変異を調べて個々人に最適な治療を行う「精密医療」，そのために必要な「網羅的がん遺伝子検査」をいちはやく臨床実装した著者が，ノウハウを丁寧に解説．

B5変型判 136頁 2017年10月発行
定価（本体3,200円＋税）
ISBN 978-4-7581-1819-4
詳しくは本誌 前付8ページへ

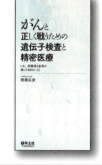

免疫ペディア
101のイラストで免疫学・臨床免疫学に強くなる！

熊ノ郷 淳／編

複雑な免疫学を体系的に解説．ビジュアライズされた紙面と豊富なイラストですぐに理解！ がん免疫・腸内細菌など注目の話題までしっかり網羅！

B5判 317頁 2017年6月発行
定価（本体5,700円＋税）
ISBN 978-4-7581-2080-7
詳しくは本誌 1451ページへ

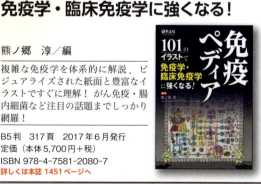

発行 羊土社 YODOSHA 〒101-0052 東京都千代田区神田小川町2-5-1 TEL 03(5282)1211 FAX 03(5282)1212
E-mail：eigyo@yodosha.co.jp
URL：www.yodosha.co.jp/

ご注文は最寄りの書店，または小社営業部まで

特集関連バックナンバーのご案内

本特集「がんは免疫系をいかに抑制するのか」に関連した，これまでの実験医学特集・増刊号の一部を以下にラインナップしました．分野の歴史の学習から関連トピックの理解まで，ぜひお役立てください．

実験医学 1985年 Vol.3 No.1
免疫療法による癌治療
企画／橋本嘉幸

実験医学 1997年6月号 Vol.15 No.8
ヒト癌研究の最前線
企画／中村祐輔

実験医学 2003年11月号 Vol.21 No.16
制御性T細胞：免疫研究の新局面！
企画／坂口志文

実験医学 2007年11月号 Vol.25 No.18
制御性T細胞と免疫恒常性のメカニズム
企画／堀 昌平

実験医学 2009年9月号 Vol.27 No.14
がん免疫応答の分子機構
企画／河上 裕

実験医学 2012年1月号 Vol.30 No.1
がんゲノミクスで挑む次世代のがん研究
企画／間野博行

実験医学 2013年1月号 Vol.31 No.1
がんのheterogeneity
企画／藤田恭之，佐谷秀行

実験医学 2013年増刊号 Vol.31 No.12
腫瘍免疫学とがん免疫療法
編集／河上 裕

実験医学 2015年9月号 Vol.33 No.14
最新 がん免疫療法
企画／玉田耕治

実験医学 2016年増刊号 Vol.34 No.12
がん免疫療法
編集／河上 裕

実験医学 2017年3月号 Vol.35 No.4
がん免疫療法×ゲノミクスで変わるがん治療！
企画／柴田龍弘

実験医学 2017年増刊号 Vol.35 No.10
がん代謝 ワールブルグを超えて全容解明に挑む
編集／曽我朋義

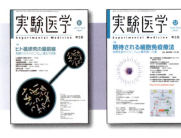
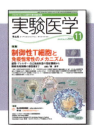
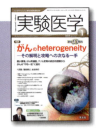
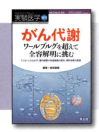

2015年以前の号は羊土社ホームページから電子版（PDF）でご購入できます

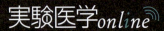

DIGITAL ARCHIVE ～電子バックナンバー～

「実験医学」既刊誌をデジタルデータで復刻いたしました．
現在市販されていない「実験医学」既刊誌の，1983年創刊号から2015年までを電子版（PDF）にて取り揃えております．

実験医学online　www.yodosha.co.jp/jikkenigaku/archive/

実験医学　Experimental Medicine

実験医学　次号予告

次号（2018年7月号）のご案内

特集
次世代抗体医薬の衝撃
新たな標的・新たな機序（仮題）

企画／津本浩平（東京大学大学院工学系研究科/医科学研究所）

モノクローナル抗体に低分子医薬を結合させた抗体薬物複合体や，2種類の抗原に結合できるバイスペシフィック抗体など，抗体自体に改良を加えた「次世代型」の抗体医薬が間もなく国内から数点上市されます．抗体医薬は，標的抗原の枯渇や，薬価など指摘される問題は多いものの，新しい標的分子の選択法や革新的分子設計などにより，今後もさらなる拡大が期待されています．本特集では，このような背景のもと，抗体医薬の未来を見据えた抗体医薬の最先端トピックを幅広く紹介します．

目次
- 概論─現代の創薬における抗体医薬の位置づけ～次世代技術，診断薬，新しい標的，新しい機序・中分子 / 低分子の可能性 ………… 津本浩平（東京大学）
- バイスペシフィック抗体～特に血友病に対する次世代抗体医薬について …… 井川智之
- ADC：Antibody-Drug Conjugate～特にがんに対する次世代抗体医薬について ……………………………………………………… 中田　隆，我妻利紀
- がん免疫を標的とした抗体医薬～特に抗PD-1抗体について ………… 岡崎　拓
- 糖鎖標的抗体 ………………………………………………………… 加藤幸成
- 小型抗体 ……………………………………………………………… 高木淳一
- 抗体の改変技術 ……………………………………………………… 伊東祐二
- 抗体のインシリコ設計 …………………………………… 黒田大祐，津本浩平
- 抗体のエピトープ・プロファイリング …………………… 永田諭志，鎌田春彦

連載

クローズアップ実験法
蛍光プローブFucciによる細胞周期の可視化と自動追尾（仮）
……………………………… 阪上–沢野朝子，小松直貴，宮脇敦史

Update Review
神経回路形成因子LOTUS研究の展開（仮）………………… 竹居光太郎

※予告内容は変更されることがあります

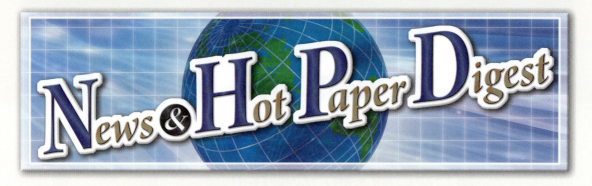

トピックス 天体観測の技術で生体内部の視界を開く

格子光シート顕微鏡は，超解像蛍光顕微鏡法の開発により2014年にノーベル化学賞を受賞したEric Betzig博士（ハワード・ヒューズ医学研究所，カリフォルニア大学バークレー校）が新たに開発した，ライブイメージングに最適な高解像型ライトシート顕微鏡である（Chen BC, et al：Science, 346：1257998, 2014）．ベッセルビーム（ビーム幅を保ったまま長距離伝搬することができる技術）で生成した，厚さ400 nm以下の超薄ライトシートで高速・高解像スキャンすることで，精密な3D情報をもつタイムラプス画像を取得できる（清末優子：実験医学別冊「初めてでもできる！超解像イメージング」，277-284, 2016）．筆者が参画した2014年の最初の発表後，解像力を向上した構造化照明モデル（Li D, et al：Science, 349：aab3500, 2015）や，スペクトルイメージングによる多色撮影モデル（Valm AM, et al：Nature, 546：162-167, 2017）など，多方面への進化を遂げてきた．今回は，生体を通過する光の散乱による像の歪みを補正することができる補償光学（adaptive optics：AO）を導入することで，生体内部で活動する細胞の可視化に挑んだ〔Liu TL, et al：Science, 360：eaaq1392, 2018〕．

AOはもともと天体観測において開発された光学技術で，大気の揺らぎ等によって生じる星像の乱れを測定し，それをリアルタイムで補正して空間分解能を向上する技術であるが，近年，光学顕微鏡に応用する研究が進められている．一般に用いられている光学顕微鏡の様式は落射照明法とよばれ，1本の対物レンズを通して行う励起光照射と観察の軸が同じであるためAO補正が一度で済み，超解像法を含むワイドフィールド顕微鏡や二光子顕微鏡など，種々の光学顕微鏡への導入が研究されている．しかし，ライトシート顕微鏡の場合は照射と観察の軸が異なるため両側において異なるパターンで歪みを生じることから，AOの導入は難しく，十分な効果が得られる方法はこれまでに開発されていなかった．今回Liuらは，照射側と観察側の両方で高精度なAO補正を高速に行う技術の開発により，xyz軸いずれの方向にも回折限界の分解能（光学系のもち得る解像力の限界）を達成し，組織内を動き回る免疫細胞の細やかな動き（図1A）や，組織を構成する細胞内部のオルガネラの動態（図1B）をとらえることに成功した．多様な組織やオルガノイドの細胞動態をとらえた驚異的なムービーが多数掲載されているので，ぜひ，ご覧いただきたい．

この論文でもう1つ注目すべきは，データ表現の工夫である．多数の細胞からなる組織の画像は，さまざまなシグナルが重なりあい，そのままでは内部の状態を視認することが困難である．そこで，細胞の輪郭を自動検出して個々の細胞をコンピューター上で分割・分散して表示する手法を開発し，一つひとつの細胞の視覚化を実現している（図1B）．

近年の光学顕微鏡の進歩は複雑で多量なデータをもたらし，バイオイメージングも高度な情報化の時代に突入した．データの視覚化のみならず，生物学的に重要な情報

News & Hot Paper Digest

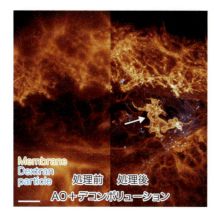 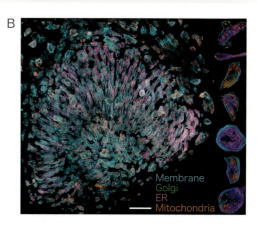

図1　AO搭載格子光シート顕微鏡による生体組織内の細胞画像
A) ゼブラフィッシュの内耳．AO補正とデコンボリューション処理を行う前（左半分）と後（右半分）の比較．異物（デキストラン粒子）を貪食しながら組織内を動き回る好中球細胞（矢印）がとらえられている（Liu TL, et alのムービー9）．スケールバー＝10 μm．B) ゼブラフィッシュの目の立体像から，個々の細胞をコンピューター上で分離して表現したもの（Liu TL, et alのムービー7）．右側に，7個の細胞を切り出して並べている．スケールバー＝50 μm．画像はBetzig博士より提供．

をいかにして抽出するかも重要な課題である．今後，人工知能技術をはじめとする情報科学や計算機科学の助けも借りて，画像情報解析の新たなスタンダードを構築していく必要があるだろう．

（理化学研究所
生命機能科学研究センター
清末優子）

トピックス

接触性皮膚炎の病態はわさびとからしの受容体で説明できる

アレルギー性接触性皮膚炎（allergic contact dermatitis：ACD）とは，外来抗原（ハプテン）が皮膚に接触することでリンパ球の過剰な反応が生じた結果，かゆみを伴った湿疹を生じる病態のことをいう．一般医家らにとって湿疹はたいへん身近なものであるが，いざこの病態をきちんと言葉で説明せよといわれると答えに窮してしまうのは筆者だけではないだろう．皮膚科の教科書を紐解いてみると，湿疹とはかゆみを伴った浮腫性の発赤，落屑（皮膚の表面がぼろぼろ剥げ落ちること），漿液性丘疹（1 cm以下の皮膚限局性隆起性病変に小水疱をともなったもの）などを呈する病態のこと，と書いてある．ローマ時代の人々は，体の一部に発赤，腫脹，熱感，疼痛の4徴候があらわれたときこれを炎症とよんだ．この定義は現代にいたるまで手直しされることなく使われ続けているわけだが，発赤，腫脹，疼痛などという単語を眺めていると湿疹と炎症は同じようなものにみえてくる．こうした背景が災いしてか，これまでACDによって惹起されるかゆみを伴った湿疹の病態発生メカニズムは漠然と炎症によるものと解釈されることが多く，詳しく研究されることはなかった．

最近，SADBE（squaric acid dibutylester）とよばれるハプテンを使ったACDのマウスモデルを用いた研究により，ACDのかゆみ症状の発生にはわさび受容体（TRPA1）とからし受容体（TRPV1）の双方が必要であることが示された（Feng J, et al：Nat Commun, 8：980, 2017）．SADBEは円形脱毛症の治療に使用されており，皮膚に塗布すると毛根に対する自己免疫反応の抑制が生じることで

脱毛が改善する一方，接触性皮膚炎の副作用が多数報告されている．本研究では，SADBEが痛みの神経に発現するTRPA1とTRPV1の細胞内ドメインと直接相互作用することで両受容体を活性化していることが明らかにされた．また，SADBEによって引き起こされるかゆみ症状は成熟リンパ球の存在しないRag1欠損マウスで正常に生じた一方，TRPA1とTRPV1の二重欠損マウスにおいて完全に消失していた．このことは，ACDのかゆみ症状の発生にリンパ球は必要ではないが，TRPV1とTRPA1の両者は必須であることを示している．興味深いことに，SADBE誘発性のACDによって惹起される湿疹は，TRPA1欠損マウスでは野生型と同程度に生じていたが，TRPV1欠損マウスにおいては野生型と比べて顕著に増悪していた．以上より，SADBE誘発性のACDにおけるかゆみ症状はTRPA1とTRPV1によって発生し，活性化されたTRPV1はACDの炎症症状を抑制していることが示された．本報告はこれまで詳細に検討されることのなかったACDに随伴するかゆみの発生機序をはじめて解明したものであり，同時に，かゆみによる湿疹の抑制という新たな概念を提示したという意味において，たいへん興味深いものである．

（大阪大学免疫学フロンティア研究センター　丸山健太）

トピックス 抗体による内在性タンパク質分解除去

　細胞内におけるタンパク質の機能を調べるには，目的のタンパク質の発現を抑制して，何が起こるのかその表現型を解析することが有効である．この目的のために，これまでsiRNAや遺伝子ノックアウトが利用されてきた．これらはタンパク質翻訳よりも前の段階を阻害するため，すでに細胞内に存在するタンパク質には影響を与えない．そのため，タンパク質除去時間は標的タンパク質の半減期に依存しており，一般的には2〜3日といった比較的長い時間が必要である．そこで最終的に現れる表現型がタンパク質除去による直接的影響か，それとも除去が引き起こす二次的影響によるものなのか慎重に検討する必要がある．また，遺伝子ノックアウトの場合，適応により顕著な表現型が現れないこともある．これら従来法が抱えていた問題を避けるには，目的のタンパク質を短時間に分解除去すればよい．近年，タンパク質レベルにおける分解制御技術が複数開発されており，新たな研究法として注目を集めている[1]．現在利用されている分解制御法は分解の目印となるタグ（デグロンともよばれる）を標的タンパク質に付加する必要があり，それに伴う遺伝的改変が必要である[2,3]．そのため，卵や初代培養細胞株などでは使いにくい状況があった．

　今回紹介する論文は，抗体とTIRM21を細胞にマイクロインジェクションもしくはエレクトロポレーションすることにより，内在性タンパク質を分解できることを示した（図2）[4]．このTRIM-Awayとよぶ新たな方法は，細胞に侵入し

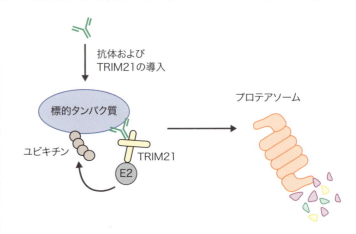

図2　TRIM-Awayの作用原理
抗体およびTRIM21をマイクロインジェクションもしくはエレクトロポレーションにより細胞に導入すると，抗体が標的タンパク質を認識し，抗体をTRIM21が認識する．TRIM21はE3ユビキチンリガーゼとして機能し，標的タンパク質，抗体，TRIM21はプロテアソームにより分解される．

た抗体が結合した侵入物（ウイルスなど）を分解する経路を利用している[5]．TRIM21は抗体のFcドメインに結合するE3ユビキチンリガーゼであり，TRIM21 mRNAと抗体をマウス卵にマイクロインジェクションすると，抗体に認識された標的タンパク質が半減期10〜20分程度で分解された．さらに，培養細胞においても，TRIM21過剰発現細胞株に抗体をマイクロインジェクションするか，遺伝改変しない細胞にTRIM21タンパク質と抗体を両方エレクトロポレーションすることにより，内在性標的タンパク質を分解できる．

TRIM-Awayはこれまで遺伝学的改変が難しかった細胞における新たな分解除去法を示した．特に卵などインジェクションの容易な細胞での利用が期待される．培養細胞においては，抗体の導入にエレクトロポレーションを用いなくてはいけない点や抗体の消費量の観点から，大量処理には向いていないかもしれない．また分解特異性が抗体の特異性に依存するため，必ずしも他のタンパク質分解法より優れているとは言えない点もある．それでもTRIM-Awayが確立したことは，より広い細胞種において，市販抗体を利用した発現制御が可能になることを意味している．TRIM-Awayを含めたタンパク質分解による発現制御法は，今後さまざまな解析に役立つであろう．

文献
1) Natsume T & Kanemaki MT：Annu Rev Genet, 51：83-102, 2017
2) Banaszynski LA, et al：Cell, 126：995-1004, 2006
3) Nishimura K, et al：Nat Methods, 6：917-922, 2009
4) Clift D, et al：Cell, 171：1692-1706.e18, 2017
5) Mallery DL, et al：Proc Natl Acad Sci U S A, 107：19985-19990, 2010

（国立遺伝学研究所　鐘巻将人）

トピックス　脳神経回路の結合配線ロジックは？

脳神経細胞の結合配線を明らかにする学問分野として，コネクトミクスが広く知れわたるようになって久しい．特に，最先端の顕微鏡技術を駆使した単一神経細胞の投射様式の解析において，昨今目覚ましい発展がみられている．神経結合の細かい配線を詳細に見たい場合は，電子顕微鏡技術を用いた高分解撮像が必要であるが，全脳イメージングを完遂するには，まだある程度距離感がある．その一方で，光学顕微鏡を用いたメゾスコピックな全脳イメージング法が比較的短期間に実現できる技術として世に出はじめている．

光学顕微鏡によるマウス全脳の配線イメージングとしては，2014年にNature誌に発表されたOhらの研究成果が顕著であり，Allen Mouse Brain Connectivity Atlasとして公開され（http://connectivity.brain-map.org/)，いまも定期的にアップデートされている．この脳回路配線解析では，脳領域を500程度に分類して，その脳領野間の結合強度を算出している．しかし，単一の領域内に含まれる多数のニューロンを体系的に観察することはできず，あくまで神経投射の結合強度を回帰分析で求めたものである．そのため，新皮質の個々のニューロンがどのくらい多くの領域に投射されているかは不明であった．

その後，2016年にKebschullら

A　1脳領域への神経投射

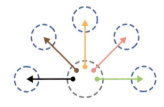

B　多領域への選択的な投射パターンでの神経投射

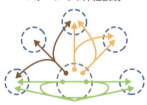

図3　単一神経細胞の投射様式の模式図
これまで，視覚野の個々のニューロンは特定の領域に1対1で対応する形で機能的な投射をすることが示されていた（A）が，今回の新しい研究では，これらのニューロンが非ランダムパターンで複数の領域に投射されることが示唆された（B）．(Han Y, et al：Nature, 556：51-56, 2018 Figure 1aより引用)

News & Hot Paper Digest

がNeuron誌に発表したMAPseqとよばれる新しい技術が，数百から数千に及ぶ個々のニューロンを単一神経細胞レベルでマッピングすることに成功した．MAPseqは，各ニューロンに特定の分子バーコード配列を発現させた後で，バーコード配列の有無を解析し，もともとのニューロンがどの部位に投射しているのかを明らかにする手法である．バーコード配列は軸索の先にあるプレシナプスで検出され，これにより，関心のある脳領域を解剖して，バーコードを探索することによって，各ニューロンがどこに投射しているのを決定することができるようになった．

今回新しく発表された論文（Han Y, et al：Nature, 556：51-56, 2018, 図3）では，このMAPseqを使用して，500を超える視覚野ニューロンの投射がランダムではなく，より高次なロジックに従うことを明らかにした．ほとんどのニューロンは，領域の特定の組合せに選択的に投射され，

場合によっては，特定の脳領域を避けるような投射があることも判明した．75％以上のニューロンが2つ以上の領域に投射を同時に送っており，各ニューロンは，局所計算と遠位計算の両方にかかわっていると推察されている．神経投射パターンは非常に多様であり，われわれはまだその構造が意味することを完全には理解できていないと言ってもよいであろう．

（PGV株式会社　水谷治央）

ニュース

アムジェン社 v. サノフィ社判決から窺える抗体医薬クレームの広さ

特許とは，新しい発明をした人にその発明の独占を認めることをいう．例えば，バイオ系研究者が，研究により新しい知見を得た場合，特許庁が規定する一定の条件（特許要件という）を満たせば，その研究者（またはその研究者が所属する研究機関）は，その新しい知見を独占できる．独占とは，自分達だけがその知見を使えたり，その知見をもとに商売できたりするだけではなく，無関係な第三者が，その知見を無断で使用することを排除できることを意味する．従来，医薬品の主流は，低分子化合物であったが，現在の医薬品の主流は，抗体医薬やワクチンといったバイオ医薬品であり，バイオ系研究者にとって特許を取得するということの重要性が増してきている．

バイオ分野の代表的な特許としては，抗PD-1抗体についての特許やゲノム編集CRISPR/Cas9についての特許が挙げられる．前述のように特許を取得した者がその発明について独占できるため，抗PD-1抗体についての特許に関しては，特許にタイアップする製品の販売を巡る訴訟があり，CRISPR/Cas9についての特許については，誰が特許を受ける権利を有するかについて争いとなっている．

また，発明を独占するにあたっては，「特許の広さ」も重要な要素となる．どんなに優れた発明（研究）をしても，取得した権利範囲が狭ければ第三者に簡単に模倣を許してしまう．

本題においては，米国での訴訟アムジェン社（Amgen Inc.）v. サノフィ社（Sanofi Aventisub LLC）判決から窺える抗体医薬クレームの広さについて紹介したい．尚，クレームとは，特許の保護を受けたい発明を言葉（文言という）であらわしたものをいい，請求項ともいう．

Sanofi Aventisub LLC, Regeneron Pharmaceuticals INC., およびSanofi-Aventis U.S. LLC（サノフィ社）は，彼らが開発したプロタンパク質コンベルターゼスブチリジンケクシン9型（PCSK9）に対するモノクローナル抗体が，Amgen Inc., Amgen Manufacturing Limited, およびAmgen USA,Inc., （アムジェン社）の保有する特許を侵害するものとして，米国デラウエア州地方裁判所において，アムジェン社から訴訟を提起されていた．これに対し，サノフィ社は，アムジェン社の保有する特許の有効性について異議を唱えた．アムジェン社が米国において保有する特許（米国特許第8,829,165号）の代表クレームは以下の通りである．

『単離されたモノクローナル抗体

であって，PCSK9との結合時に，PCSK9のアミノ酸配列におけるS153, I154, …S381（15個の特定のアミノ酸残基）の少なくとも1残基と結合し，PCSK9とLDL受容体（LDL-R）との結合をブロックする抗体.』

アムジェン社の保有する特許クレームは，製品にタイアップした重鎖と軽鎖の相補性決定領域（CDR）を具体的に特定したものでなく，PCSK9の特定のアミノ酸残基（抗体のエピトープ）に結合してPCSK9とLDL-Rとの結合を阻害するものであればどんなモノクローナル抗体も権利範囲に入る非常に広いものである．サノフィ社は，この広すぎる特許クレームをサポートするだけの実験データが十分に開示されていないと指摘していた．この指摘に関する判断等により，デラウエア州地方裁判所はサノフィ社らの医薬品の販売を禁止する差し止め命令を発行したが，米国連邦巡回裁判所（CAFC）は，2017年10月5日，地裁の判決をとり消し，新たな審理のために事件を地裁に差し戻した．

この判決を受けて，米国特許商標局（USPTO）は，「新たに特徴づけられた抗原の十分な記載のみでは，クレームされた抗体を十分に記載されたものとみなされるべきではない．」というメモを発行しており，現時点ではUSPTOの審査官は，抗体のエピトープのみで特定した抗体クレームを特許しないものと考えられる．

本事例は，抗体に関する特許を取得したい場合に，どこまでのデータが必要で，どの程度の範囲の特許は取得できるかを考える指標となる．米国においては，取得したモノクローナル抗体のCDR解析が必要といえ，今後は，重鎖可変領域のCDRおよび軽鎖可変領域のCDRのアミノ酸配列がある程度具体的に特定された範囲での特許取得のみ可能となるものと考えられる．

(特許業務法人
志賀国際特許事務所
飯田雅人)

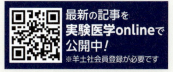

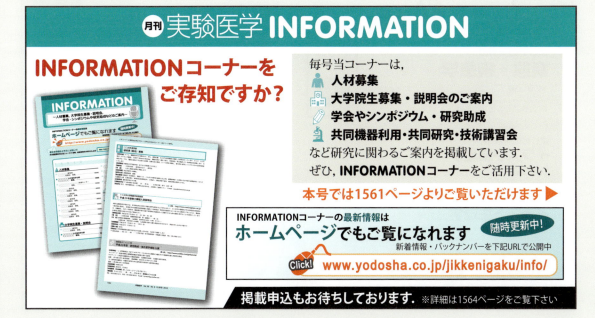

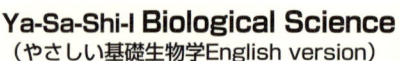
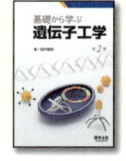
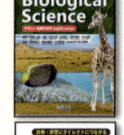
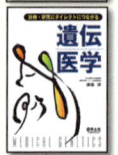
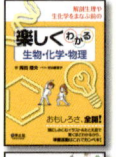
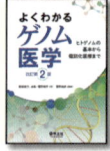
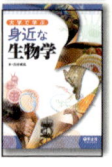
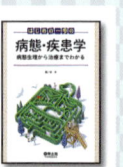
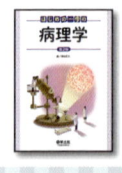

Current Topics

Nunoura T, et al：Science, 359：559–563, 2018

通性化学合成独立栄養好熱細菌における
可逆的な始原的TCA回路の発見

布浦拓郎，力石嘉人，跡見晴幸

クエン酸を開裂させ，アセチルCoAを合成する反応は吸エルゴン反応である．したがって，TCA回路（tricarboxylic acid 回路；クエン酸回路）が還元方向に働く場合，酸化回路で機能するクエン酸シンターゼの単なる逆反応ではなく，ATPのエネルギーを利用するATPクエン酸リアーゼが機能する必要があるとされてきた．われわれは，この常識に反し，クエン酸シンターゼを含む全く同じ酵素群を使い，利用可能な炭素源に対して回路方向を変化させる可逆的なTCA回路を見出した．

ミトコンドリアや好気性微生物がもつ酸化的TCA回路が典型的なTCA回路として理解されている．しかし，生物界全体を見渡すと，TCA回路にはシステムとしての高い保存性と相反する多様性，柔軟性が存在する．実際，酸化的TCA回路のほか，分岐型TCA回路，炭酸固定に機能する還元型TCA回路が存在する（図1），さらに，一部が欠損する不完全経路やバイパス経路等も知られている．また，個々の反応のほとんどには起源の異なる複数の酵素が存在する．

通性化学合成独立栄養好熱細菌の性質と炭素固定経路

通性化学合成独立栄養好熱細菌 *Thermosulfidibacter takaii* は水素酸化硫黄還元によりエネルギーを獲得する嫌気性好熱菌である．独立栄養条件で増殖するほか，酢酸やコハク酸等の有機酸，酵母エキスも炭素源として利用する．系統的に近縁な化学合成独立栄

養細菌が還元的TCA回路による炭素固定を行うことから，本菌も同様であると予想された．なお，還元的TCA回路の特性として，ATPクエン酸リアーゼあるいはその代替機構の存在がある．酸化的経路でのクエン酸合成は発エルゴン反応（$\delta G^0 = -37.6$ kJ）[1]であることから，還元的TCA回路ではクエン酸シンターゼの逆反応ではなく，ATPを利用したクエン酸開裂反応（$\delta G^0 = +4$ kJ）[2]が必要であるとされてきたのである．しかし，*T. takaii* は完全なTCA回路を機能させるに十分な遺伝子セットをもつ一方，ATPクエン酸リアーゼやその代替機構を欠いていることをゲノム解析が示した．

恒常的に機能するTCA回路と高いクエン酸シンターゼ活性

細胞抽出液の酵素活性測定，トランスクリプトームやプロテオーム解析は，*T. takaii* のTCA回路が培養条件に依らず恒常的に機能することを示した．特に，細

A primordial and reversible TCA cycle in a facultatively chemolithoautotrophic thermophile
Takuro Nunoura[1]/ Yoshito Chikaraishi[2]/ Haruyuki Atomi[3] ：Research and Development Center for Marine Biosciences, Japan Agency for Marine–Earth Science and Technology (JAMSTEC)[1]/ Institute of Low Temperature Science, Hokkaido University[2]/ Department of Synthetic Chemistry and Biological Chemistry, Graduate School of Engineering, Kyoto University[3]（海洋研究開発機構海洋生命理工学研究開発センター[1]/北海道大学低温科学研究所同位体物質循環分野[2]/京都大学大学院工学研究科合成・生物化学専攻生物化学工学分野[3]）

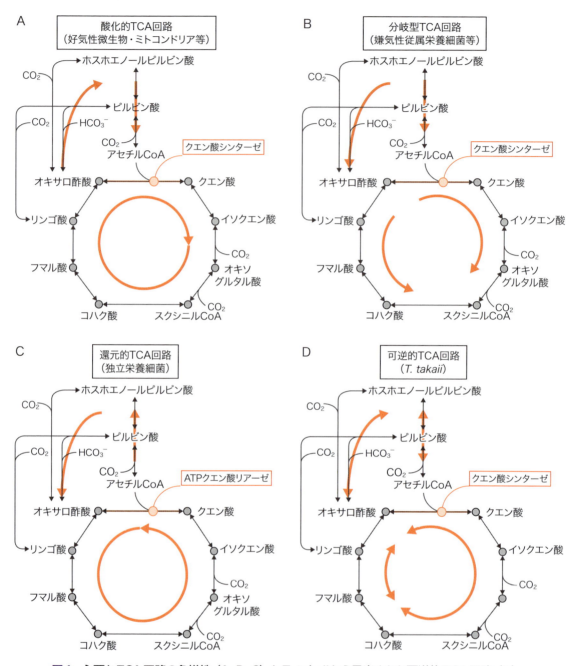

図1 主要なTCA回路の多様性（A, B, C）とT. takaiiから見出された可逆的TCA回路（D）
回路の反応方向を赤線矢印で示す．

胞抽出液からは非常に高いクエン酸シンターゼによるCoA生産活性が検出され，また，その逆反応であるクエン酸シンターゼによるATP非依存のオキサロ酢酸生産活性は類縁菌群におけるATP依存の同活性と同等であった．クエン酸シンターゼによる高いCoA生産，す なわちacetyl-CoA消費が機能すると，acetyl-CoAを中間代謝物に含む既知の炭酸固定経路は基質競合により機能することが難しいと考えられる．したがって，この高いクエン酸シンターゼ活性は，独立栄養条件下で，還元的TCA回路がクエン酸シンターゼの逆反応に

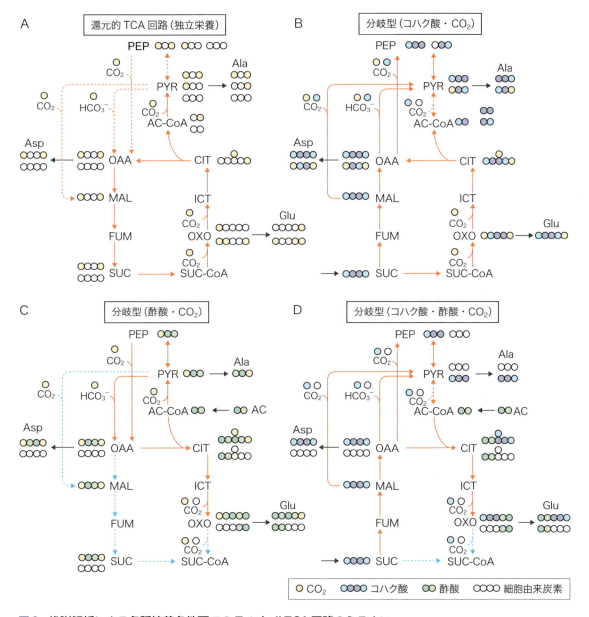

図2 代謝解析による各種培養条件下での T. takaii TCA回路のふるまい
アミノ酸（アラニン，アスパラギン酸，グルタミン酸）それぞれにおける安定同位体（^{13}C）標識された炭素の位置を識別して，培地中に添加した安定同位体標識基質の構造と比較検討し，TCA回路中の物質の流れを可視化する．

より機能することを示唆する．

クエン酸シンターゼは
クエン酸開裂反応にも機能する

　代謝経路やその反応方向を確定するには，遺伝子ノックアウト実験あるいは代謝解析が不可欠である．

しかし，T. takaiiには遺伝子操作系がなく，また，増殖効率が低いため，従来手法での代謝解析に十分な細胞を集めることが困難である．そこで，本研究では，力石らが開発した高感度な新手法を用いた．この手法は，従来手法と同様，安定同位体標識基質を用いた培養を行い，TCA回路の中間代謝物から生合成されたアミノ

酸の分子内標識を識別することでTCA回路の反応方向を確定させる．具体的には，①¹³C標識された基質による培養，②全菌体タンパク質の加水分解とアミノ酸の誘導体化，③GC/MSによる分析，④ソフトウェア（MassWorks）による¹³C標識率の算出，⑤TCA回路の反応方向の確定，という手順で解析を実施した．本研究では，ピルビン酸，オキサロ酢酸，オキソグルタル酸の分子内同位体標識情報を得るため，*T. takaii*のゲノム情報から得たアミノ酸生合成経路に基づき，それぞれアラニン，アスパラギン酸，グルタミン酸の同位体標識率を解析対象とした．その結果，①独立栄養条件において還元的TCA回路が機能する，②コハク酸あるいは酢酸を添加した混合栄養条件では，与えられた基質に対応して特異的な分岐型TCA回路が機能する，③コハク酸と酢酸の双方を添加した条件では，TCA回路はアナプロレティック経路を含め酸化的に機能することが明らかとなった（**図2**）．

　一方，酵素化学的な傍証を得るため，*T. takaii*のクエン酸シンターゼを大腸菌で発現して解析し，この酵素がクエン酸開裂反応を触媒することを確認した．また，クエン酸開裂反応において，既報のATPクエン酸リアーゼに比べ明らかに低いK_m値を示すこと，クエン酸に対し比較的高いk_{cat}/K_m値を示すことが明らかになった．このことはすなわち，この酵素が，還元的TCA回路の一部として機能するに十分に高い触媒効率を有することを意味する．

おわりに

　TCA回路の生物界全体に共通する機能に，核酸，アミノ酸，ピロール，脂質，糖等の前駆体合成があり，その起源は生命誕生以前の化学進化に遡る[3][4]．*T. takaii*や同時に*Desulfurella acetivorans*から見出されたクエン酸シンターゼの吸エルゴン反応に対する触媒能は，TCA回路が生命の誕生時から本質的にもつ柔軟性を明らかにした[5]．また，この柔軟性は，生命の誕生当初において，生命が有機物分解と有機物合成の両方の機能を有していた可能性を示唆する．

　また，本研究で用いた代謝解析手法は，増殖効率が悪いため，これまで代謝解析を実施することができなかった環境微生物からの未知代謝経路探索を可能とし，今後の活用が期待される．本手法により，10^8細胞/mL程度しか増えない環境微生物であっても，わずか数mLから数十mLの培養で十分な解析ができるにようになったのである．

文献

1）Guynn RW, et al：Equilibrium Constants of the Malate Dehydrogenase, Citrate synthase, citrate lyase, and acetyl coenzyme A hydrolysis reactions under physiological conditions. J Biol Chem, 248：6957–6965, 1973
2）Fuchs G：Alternative pathways of carbon dioxide fixation: insights into the early evolution of life？Annu Rev Microbiol, 65：631–658, 2011
3）Wächtershäuser G：Evolution of the first metabolic cycles. Proc Natl Acad Sci USA, 87：200–204, 1990
4）Smith, E & Morowitz, HJ：Universality in intermediary metabolism．Proc Natl Acad Sci USA, 101：13168–13173, 2004
5）Mall A, et al：Reversibility of citrate synthase allows autotrophic growth of a thermophilic bacterium. Science, 359：563–567, 2018

● 筆頭著者プロフィール ●

布浦拓郎：2002年，京都大学大学院農学研究科にて博士（農学）取得後，海洋科学技術センター（現 国立研究開発法人海洋研究開発機構）に研究員として参画．'09年より海洋研究開発機構主任研究員，'14年より同 海洋生命理工学研究開発センター生命機能研究グループグループリーダー，以降，同センター長代理，深海バイオ応用研究開発グループおよびオープンイノベーションプラットフォーム プラットフォーム長も兼務し，現在に至る．海洋や地下環境等における微生物およびウイルスの生態を含む学際プロジェクトに取り組んでいる．

Current Topics

Kimura K, et al : Nat Commun, 9 : 17, 2018

多発性硬化症において，血中のエクソソームが制御性Ｔ細胞の分化を抑制する

木村公俊，北條浩彦，山村　隆

多発性硬化症（MS）では，制御性Ｔ（Treg）細胞の減少が病態に関与すると考えられていたが，減少の背景にある機序は不明であった．今回，われわれは，MS患者の血漿中のエクソソームが，内在*let-7i*を介して，ナイーブCD4$^+$T細胞からTreg細胞への分化を抑制することを明らかにした．

　多発性硬化症（MS）は，中枢神経系に起こる自己免疫疾患で，多くは30歳前後の若年で発症し，一生を通して神経障害が蓄積する．CD4$^+$T細胞のうち，主にT helper 1（Th1）細胞やTh17細胞が，中枢神経系のオリゴデンドロサイトを標的として，炎症を惹起する．CD4$^+$T細胞のなかには，これらの炎症性Ｔ細胞の働きを抑制する制御性Ｔ（Treg）細胞が存在するが，MS患者の末梢血においてはTreg細胞の減少が指摘されてきた．われわれもこれまでに，治療中のMS病勢悪化には，炎症性Ｔ細胞とTreg細胞のバランスの破綻が関与していることを報告してきた[1]．しかしながら，Treg細胞減少の背景にある機序は不明であった．

　エクソソームは，細胞内の多胞性エンドソームを由来とする，約150 nm以下の微小胞である．その内部には，核酸，タンパク質，脂質等が含まれており，細胞間で伝達されることが知られている．なかでもmiRNAは，受け手細胞内でmRNAの発現制御に直接関与する点でユニークであり，これまでに悪性腫瘍由来エクソソームが内在miRNAを介して転移に関与していること等が示されている[2]．MSにおいては，これまでに血中の細胞外miRNAのプロファイルが健常人（HC）と異なっていることが報告されてきたが，それらは主にバイオマーカーとしての研究であった．血中の細胞外miRNAの一部はエクソソーム内に含まれると考えられるが，それが病態に関与するかは知られていなかった．

MS患者のエクソソームにおけるmiRNAプロファイル

　まず，MS患者とHCのそれぞれの血漿からエクソソームを分離し（MS-exo，HC-exo），機能を探るために，ヒトＴ細胞の培養系にそれぞれを添加した．すると，HC-exoに比して，MS-exoを添加した際には，培養後のTreg細胞（IFN-γ^-IL-17A$^-$Foxp3$^+$CD4$^+$T細胞）の頻度が低下していた．一方で，Th1細胞（IFN-γ^+CD4$^+$T細胞）やTh17細胞（IL-17A$^+$CD4$^+$T細

Circulating exosomes suppress the induction of regulatory T cells in multiple sclerosis
Kimitoshi Kimura[1,2]/Hirohiko Hohjoh[3]/Takashi Yamamura[1,4] : Department of Immunology, National Institute of Neuroscience, National Center of Neurology and Psychiatry (NCNP)[1]/ Department of Neurology, Kyoto University Graduate School of Medicine[2]/Department of Molecular Pharmacology, National Institute of Neuroscience, NCNP[3]/ Multiple Sclerosis Center, National Center Hospital, NCNP[4]（国立精神・神経医療研究センター神経研究所免疫研究部[2]/京都大学大学院医学研究科臨床神経学[2]/国立精神・神経医療研究センター神経研究所神経薬理研究部[3]/国立精神・神経医療研究センター病院多発性硬化症センター[4]）

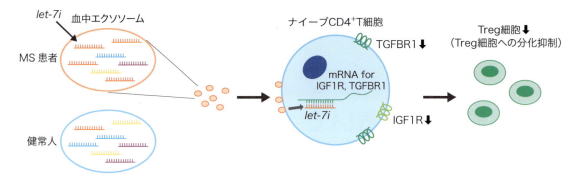

図1 多発性硬化症において，血中エクソソームがTreg細胞の分化を抑制する
MS患者では，血中エクソソーム内のlet-7iが増加している．このエクソソームはナイーブCD4+T細胞に取り込まれ，エクソソーム内在let-7iによってIGF1RとTGFBR1の発現が低下する．最終的にTreg細胞の分化が抑制されることにより，Treg細胞の減少につながる．

胞）の頻度には変化を認めなかった．T細胞の分化や機能にはmiRNAが深くかかわっており，エクソソームにはmiRNAが含まれていることから，次に，MS-exoとHC-exoの内在miRNAについて，網羅的にマイクロアレイ解析を行った．含有量の異なる候補miRNAについて，多数例でRT-qPCR（reverse transcription quantitative polymerase chain reaction）を用いて定量することで，let-7i, miR-19b, miR-25, miR-92aの4つがMS-exoで増加していることを見出した．さらに，先の培養系で添加したエクソソームサンプル内に含まれるmiRNAの量を解析すると，let-7iの含有量と培養後のTreg細胞頻度との間に負の相関関係を認めた．すなわち，let-7iを多く含んだエクソソームとの共培養で，Treg細胞頻度が低下しやすいという結果であった．

MS患者のエクソソームはTreg細胞の分化を抑制する

次に，エクソソーム内の個別のmiRNAの効果を確かめるため，MS-exoで増加している4つのmiRNAをT細胞にトランスフェクションして同様に培養し，let-7iの導入によるTreg細胞の頻度低下を認めた．さらに，あらかじめ培養前のT細胞にlet-7iの阻害剤を導入すると，MS-exoによるTreg細胞の頻度低下が打ち消されることも見出した．以上より，MS-exoはlet-7iを介してTreg細胞の減少に関与していることが示唆された．

ここまではT細胞の培養であったが，MS-exoとlet-7iが働いている細胞集団を見極めるため，次に，個別のT細胞サブセットを用いて検証を行った．具体的には，ナイーブCD4+T細胞（CD45RA+CD25−），メモリーCD4+T細胞（CD45RA−CD25−），resting Treg細胞（CD45RA+CD25+），activated Treg細胞（CD45RA−CD25^{high}）の4つを用いた．すると，MS-exoの添加培養においても，let-7iの導入後培養においても，ナイーブCD4+T細胞からTreg細胞への分化が抑制されることが見出された．

let-7iはmiRNAであり，下流で抑制されるmRNAが存在するため，次にTreg細胞の分化抑制に寄与しているパスウェイ解析を行った．オンラインデータベース（TargetScan Human）から候補を選定し，ヒトT細胞におけるlet-7i導入の系から，IGF1R（insulin like growth factor 1 receptor）とTGFBR1（transforming growth factor β receptor 1）の発現が抑制されることを確認した．これらの受容体遺伝子に対するsiRNAを導入すると，やはりこれまでと同様にTreg細胞の分化抑制が観察された．したがって，これらの結果より，MS-exoはlet-7i–IGF1R/TGFBR1経路を介して，Treg細胞の分化を抑制していることが示唆された．

MS患者の生体内での妥当性

以上のT細胞培養系での結果が，生体内でも反映さ

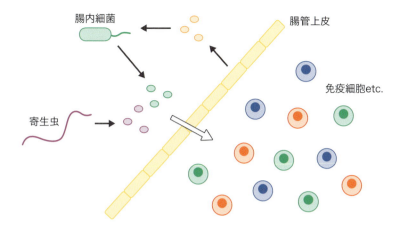

図2　腸内微生物とホストの相互作用
腸内細菌や寄生虫はエクソソーム等の細胞外微小胞を分泌し，内在miRNAやタンパク質を介して，ホストの免疫細胞に影響を与える．一方で腸管上皮から分泌されるmiRNAは，腸内細菌に取り込まれて遺伝子制御に関与する．

れているかを確かめるため，最後に末梢血の解析を行った．これまでの報告通り，HCに比してMS患者ではTreg細胞が減少していたが，同時に，ナイーブCD4[+]T細胞上のIGF1RとTGFBR1の発現低下を認めた．さらに，これらの受容体の発現量とTreg細胞頻度との間には正の相関関係を認めた．また，血中エクソソーム内のlet-7iが多い人では，Treg細胞の頻度が低下していることを見出した．他の相関関係の解析もふまえ，MS患者においては，エクソソーム中のlet-7iがナイーブCD4[+]T細胞に働いて，そのIGF1RとTGFBR1の発現を低下させることで，Treg細胞分化を抑制し，最終的にTreg細胞の減少をきたすことが示唆された（図1）．本研究は，MSにおいて，エクソソームが内在miRNAを介して病態に関与することを解明した最初の報告になる．今後，同領域の研究が深まり，これまでにない新たな角度からの治療法開発につながることが期待される．

おわりに

本研究では，主にT細胞とlet-7iに着目して実験を進めたが，先行研究から推察すると，let-7が，樹状細胞に作用してTreg細胞を間接的に減少させたり[3]，IFN-γ産生NKT1細胞の分化を促進する可能性[4]，さらにはTLR7を介して神経細胞障害をきたす可能性もある[5]．また，let-7iの他にMS-exoで増加を認めたmiRNA（miR-19b，miR-25，miR-92a）は，miRNAのクラスター／ファミリー分類をふまえると近縁にあると考えられ，相乗的にlet-7iとは異なった機能を担っている可能性がある．これらの病態への関与については，今後さらに検討が必要である．

近年，腸内細菌と疾患の関連についての知見が深まり，自己免疫疾患のみならず，悪性腫瘍，神経変性疾患，精神疾患等においても精力的に研究が進められている．当研究部でもこれまでに，MSのモデルマウスにおける腸内細菌叢の病態への寄与や，MS患者の腸内細菌叢の異常について報告してきた[6)7]．一方で，腸内細菌が微小胞を分泌してホストマウスのTreg細胞を誘導したり，腸管上皮から分泌されたmiRNAが腸内細菌内に入ることで，遺伝子発現を直接制御することが報告されている[8)9]．また，腸内細菌のみならず，寄生虫が分泌するエクソソームが内在miRNAを介して，ホストマウスの免疫細胞を制御することも知られている[10]．興味深いことに，寄生虫由来のmiRNAの一部は，ホストマウスの血中からも検出されるため，局所のみならず全身の細胞に影響を与えている可能性がある（図2）[10]．こうした研究が進むことで，MSなど自己免疫疾患における，より包括的な病態の解明が期待される．

文献

1) Kimura K, et al : Disrupted balance of T cells under natalizumab treatment in multiple sclerosis. Neurol Neuroimmunol Neuroinflamm, 3 : e210, 2016
2) Tominaga N, et al : Brain metastatic cancer cells release microRNA-181c-containing extracellular vesicles capable of destructing blood-brain barrier. Nat Commun, 6 : 6716, 2015
3) Zhang M, et al : Inhibition of microRNA let-7i depresses maturation and functional state of dendritic cells in response to lipopolysaccharide stimulation via targeting suppressor of cytokine signaling 1. J Immunol, 187 : 1674-1683, 2011
4) Pobezinsky LA, et al : Let-7 microRNAs target the lineage-specific transcription factor PLZF to regulate terminal NKT cell differentiation and effector function. Nat Immunol, 16 : 517-524, 2015
5) Lehmann SM, et al : An unconventional role for miRNA: let-7 activates Toll-like receptor 7 and causes neurodegeneration. Nat Neurosci, 15 : 827-835, 2012
6) Yokote H, et al : NKT cell-dependent amelioration of a mouse model of multiple sclerosis by altering gut flora. Am J Pathol, 173 : 1714-1723, 2008
7) Miyake S, et al : Dysbiosis in the Gut Microbiota of Patients with Multiple Sclerosis, with a Striking Depletion of Species Belonging to Clostridia XIVa and IV Clusters. PLoS One, 10 : e0137429, 2015
8) Chu H, et al : Gene-microbiota interactions contribute to the pathogenesis of inflammatory bowel disease. Science, 352 : 1116-1120, 2016
9) Liu S, et al : The Host Shapes the Gut Microbiota via Fecal MicroRNA. Cell Host Microbe, 19 : 32-43, 2016
10) Buck AH, et al : Exosomes secreted by nematode parasites transfer small RNAs to mammalian cells and modulate innate immunity. Nat Commun, 5 : 5488, 2014

● 筆頭著者プロフィール ●

木村公俊：2008年，京都大学医学部卒業．神経内科医として，ある脳炎患者さんの診断と治療について悩んだことを契機に，多発性硬化症等の中枢神経炎症性疾患の研究を志す．'14年から現機関で研究を開始し，'18年博士号取得．今後は，T細胞のみならず，中枢神経内のグリア細胞等との相互作用にも着目し，病態解明と，臨床現場に還元できる新規診断・治療法の開発をめざす．

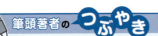

私がエクソソームの研究を開始したときは，実験はほぼはじめての状態で，一つひとつの手技にとまどう状況であった．1年間はあまり有用なデータも出せずに経過したが，ご指導いただいた先生方のおかげで，徐々に興味深い結果を得ることができた．未熟な自分に，自由に実験を組んで進められる環境を与えていただけたことが，とても有難かった．本研究は，ヒト検体の解析からなり立っている．モデル動物とは異なり，多様な交絡因子が存在するために解析は難しいが，ヒト検体だからこそ真の病態に迫ることができる面がある．病態に関与するエクソソームの由来細胞や不均一性，受け手細胞の選択性など，まだわからないことが多いため，これからさらに研究を進めていきたい．

（木村公俊）

Current Topics

Banno S, et al : Nat Microbiol, 3 : 423-429, 2018

狙ったDNA塩基を直接変換，
細菌ゲノムの高効率点変異・多重改変技術

寺本　潤，坂野聡美，西田敬二

> 細菌の獲得免疫機構であるCRISPRは，革命的なゲノム編集技術として真核生物で広く利用されている．しかし多くの細菌ではDNA切断が致死的であり限定的な利用に留まる．本稿ではヌクレアーゼ活性欠損CRISPR/Cas9システムとDNAシチジン脱アミノ化酵素とを組合わせたTarget-AID技術により，原核生物に適した点変異型ゲノム編集技術について紹介する．

CRISPR/Cas9は自在に狙ったDNA配列を切断することができ，簡便かつ高効率なゲノム編集技術として近年開発され，爆発的に利用が広がっている．CRISPR/Cas9はDNA配列認識としてプロトスペーサー隣接モチーフ（PAM）の直前に位置する，20塩基程度のDNA配列を特異的に認識，切断する．切断されたゲノムDNAは，細胞によって修復されるが，その際に修復のエラーが生じて配列の欠損，付加が起こり，標的とした遺伝子機能の破壊などに至る．配列認識はCas9分子に内包されるguide-RNA（gRNA）の配列相補性によるため，このgRNAの配列を変えることで自由に標的配列を設定する．この簡便さと安定した高効率性によって，主にヒトを含めた動物細胞あるいは植物などこれまで遺伝子操作が容易でなかった材料において革命的な影響をもたらし，基礎研究はもちろん医療や農業など幅広い応用が期待される．

一方で多くの原核生物ではCas9によるゲノム切断は致死的である．これは，真核生物ではドナーDNAを必要としない非相同末端結合（NHEJ）の修復経路が機能するのに対して，原核生物ではほとんど機能して

いないからである．したがって，原核生物でのゲノム編集は，従来の相同組換え法と併用して，相同組換え後に非組換え細胞を除去するカウンターセレクションに利用されている[1]．しかし，高い致死性やドナーDNAの要求などの制限，システムの複雑さがあるため，一般のユーザーには広まっていない．

われわれの研究チームはこれまでに，CRISPR/Cas9のヌクレアーゼ活性の代わりにDNA脱アミノ化酵素デアミナーゼを用いて，標的配列特異的なDNA塩基編集技術Target-AIDを開発した[2]．これはDNA二重鎖切断を経ずに直接点変異を導入できる，より精密で細胞毒性の低いゲノム編集技術である．本稿では，この技術特性を生かしてバクテリアにおいて高効率かつ簡便に使える点変異導入型の塩基変換技術としての開発について紹介する．

微生物への毒性が少ない Target-AIDのゲノム編集

原核生物において，CRISPR/Cas9によるDNA標的配列の切断は，真核生物のような非相同末端修復がで

Deaminase-mediated multiplex genome editing in *Escherichia coli*
Jun Teramoto/Satomi Banno/Keiji Nishida : Graduate School of Science, Technology and Innovation, Kobe University
（神戸大学大学院科学技術イノベーション研究科）

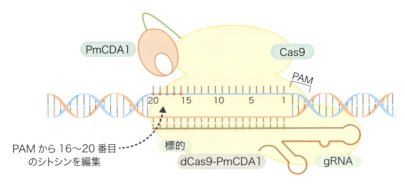

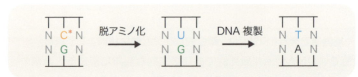

真核生物・原核生物ともにウラシル (U) の読み間違えによる DNA 複製エラー

図1 Cas9 と dCas9-PmCDA1 の DNA への影響とゲノム情報の書換え模式図
dCas9-PmCDA1 は DNA 切断がゲノム編集の過程に起きない．代わりに PmCDA1 がある範囲内のシトシンをウラシルへと変換し，DNA 複製の過程で C・G→T・A 変異を誘導する．ゲノムの切断が生じないため，原核・真核生物ともにゲノム編集が可能となる．

きないことから強い毒性を示す場合が多く，多くのバクテリアで致死的である．Target-AID[2]はCas9タンパク質にD10AおよびH840Aの変異を入れることでヌクレアーゼ活性を失活させたdCas9に，脊椎動物の獲得免疫機構の体細胞超変異にかかわるシチジン脱アミノ化酵素（Activation Induced cytidine Deaminase：AID）ファミリーのPmCDA1（ヤツメウナギPetromyzon marinus由来）を結合させて，配列特異的にCからTへの点変異導入を実現するものである（図1）．この酵素は一本鎖DNAに特異的に作用するため，gRNAのアニーリングによって生じた上鎖の一本鎖DNA領域のみに変異を導入することで，標的近傍に位置することとの二重の特異性が担保される．これまで真核生物を中心に適用が進められてきたが，DNA切断を伴わず毒性がより低いことから，原核生物においても有効に機能すると推察し，大腸菌での適用実証実験に取り組んだ．実際に，温度誘導型の発現ベクターを導入したところ，従来のCas9では非誘導温度条件の30℃であっても毒性のため形質転換効率が100分の1以下に低下してしまうのに対して，dCas9-PmCDA1ではコントロールと同等の形質転換効率となり，有害性が低いことが示された．また一方で，真核生物ではCas9のヌクレアーゼ活性を片鎖だけ残したニッカーゼとよばれるnCas9（D10A）を用いるとデアミナーゼによるゲノム編集効率の向上がみられた．しかし，大腸菌で試験したところnCas9（D10A）-PmCDA1を発現すると形質転換効率の大きな低下がみられたため，以降の実験では用いていない．

大腸菌ゲノムを標的とした Target-AID塩基編集とその改良

実際にdCas9-PmCDA1によるゲノム上の配列への変異導入効率を調べた．誘導温度条件である37℃でおよそ一晩の培養により，有意な点変異の導入が確認できた．終止コドンを導入するような変異や，あるいは抗生物質耐性を付与するような必須遺伝子への特定の点変異導入などが，標的によっては100％に近い効率で得られた．一方で標的配列によっては10％以下となるものもあり，任意に選んだうちのおおよそ半分が機能するが，その傾向を配列の中身やゲノムのポジションなどから事前に予測することは困難であった．

効率を上昇させる手段として，UGI（Uracil DNA

glycosylase Inhibitor）が非常に強力である．UGIは
シトシンが脱アミノ化されてウラシルになったものが
DNAから除去されて修復されるのをブロックする．通
常，DNA上のウラシルは大部分が正常に修復されるた
め，UGIは脱アミノ化による変異効率を大きく高める
ことができる．しかし，実際にこのUGIを融合させた
dCas9-PmCDA1-UGIは，細胞に対して高い毒性を生
じさせてしまった．そのため発現量を減じるよう，タ
ンパク質分解を促進するLVAタグを導入することによ
り安定的に保持できるベクターdCas9-PmCDA1-UL
を取得することができた．

このdCas9-PmCDA1-ULを用いると，標的配列に
かかわらず100％に近い変異導入が確認でき，ほぼす
べての変異がシトシンからチミンへの置換（C＞T）で
あり，真核生物でみられたC＞T以外の変異というの
はほとんど観察されなかった．その変異導入部位は
PAMから上流の−16〜−20 ntの位置の上鎖にある
シトシンが大部分であり，この結果は，以前に報告し
た高等生物を対象にした塩基編集と同じ傾向であるが，
少し幅広に見えるのは変異頻度が飽和しているためす
そ野が底上げされているからと推察される．また，通
常は20塩基であるgRNAの標的配列長を18あるいは
22塩基へと変えてみると，変異導入のスペクトルは
gRNAの長さに応じてピークが移動することが明らか
となった（**図2A**）．この結果は，gRNAの長さによっ
てDNA二本鎖が開裂する部位が変化し，PmCDA1が
アクセスできる一本鎖領域が変わることによるものと
考えられる．

オフターゲットと非特異的変異

ゲノム編集において，本来の標的とは異なる部位へ
の意図しない変異導入をいかに抑えるか，またその検
証方法が常なる課題である．この標的外への変異導入
には，標的配列に似た配列への変異（オフターゲット）
と，全く配列上は関連性のないもの（非特異変異）が
ある．後者は特に通常の培養変異との見分けがやや困
難である．Target-AIDでは，UGIなしの編集実験で
は明確なオフターゲットは観察されず，非特異的な変
異が，全ゲノム中に1，2個見出された．また非特異変
異頻度を薬剤耐性によって定量的に測ると，自然突然

変異に比較して10倍程度の上昇があった．UGIあり
で，さらに後述する多重変異を行うと，本来の標的配
列42カ所で編集が確認されたのに対し，オフターゲッ
トと予測されるものが2カ所検出された．また非特異
変異はUGIなしと比較してさらに10倍程度の上昇で
あった．非常に多くの標的を同時に狙う場合は，ゲノ
ム全体にゆるみ，ひずみが生じ，また修復系が飽和し
てしまう可能性があるため，結果として非特異変異な
どが生じやすくなる可能性はある．また真核生物の結
果と比較すると変異率が高いように見受けられるが，
修復系や増殖速度，細胞の生存戦略の違いに起因して
いるかもしれない．ただ，微生物は一般にゲノムが小
さいので，全ゲノムシークエンスによる評価が容易で
あり，その結果をみて問題のないものを選抜するとい
うことが現実的な運用として可能であろう．

多重点変異ゲノム編集とベクター構築

CRISPRシステムの利点は，複数の標的配列に対応
する数のgRNA発現カセットを導入すれば多重編集が
可能なことである．特にTarget-AIDはゲノムの切断
を伴わないので，標的が増えることによるゲノムの断
片化や細胞毒性が引き起こされないため，多重変異を
同時に，さまざまな株に導入することができる．ただ
し，ベクターの構築に複数のくり返し配列を含むこと
になり面倒となるため，gRNA発現カセットのみを別
のベクターとして多重標的構築に対応させるなどの工
夫も必要になる．実際のgRNAへの標的配列の導入に
おいては，標的が1つから2つの時には標的部位を含
むプライマーを用いGibson assemblyや認識配列の外
側を切断するType II制限酵素，またベクター全長PCR
などでの構築が現実的である．より多くの複数標的部
位がある時にはGolden gate法などで多重連結するか，
段階的なクローニングで対応する（**図2B，C**）．

実証としてdCas9-PmCDA1-ULによって6遺伝子
同時編集を試みたところ，一度の形質転換で，かなり
の高効率（7/8）で全遺伝子編集がなされた．さらに4
つの標的配列を用い，ゲノム中にマルチコピーで存在
するレトロトランスポゾン遺伝子（IS）の編集を行っ
た．一回のシングルコロニー化では変異導入が不十分
で，複数のラウンドが必要となったが，最終的に対応

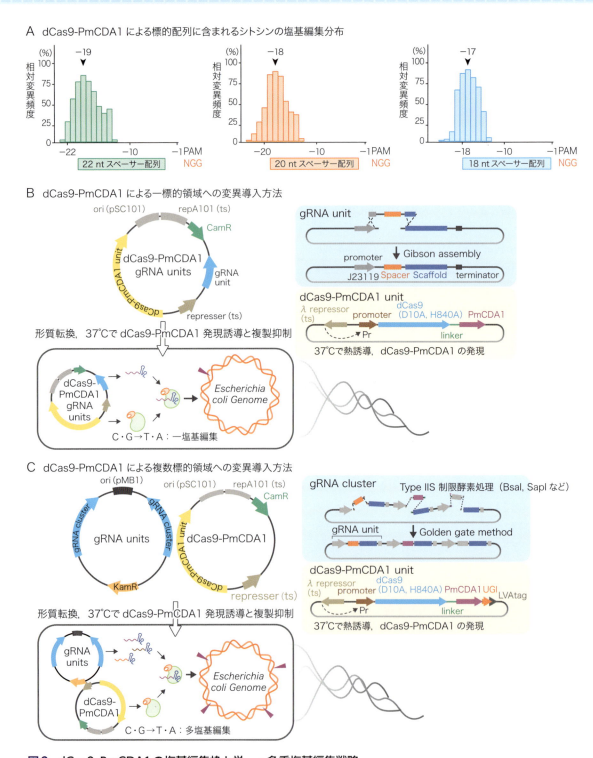

図2　dCas9-PmCDA1の塩基編集枠と単一・多重塩基編集戦略
　A） gRNAの異なる長さのスペーサー配列（青：18，赤：20，緑：22 nt）がdCas9-PmCDA1の塩基編集に与える影響．スペーサーの配列長さに順じてPAMから−17，−18，−19 ntのシトシンを効率的に編集．**B）** dCas9-PmCDA1と恒常発現型のJ23119プロモーターと標的配列（スペーサー）-scaffoldを含めたgRNA unitsを一つのプラスミド上にデザインした一つの標的部位用の塩基編集方法．**C）** 多重塩基編集には，熱誘導性Cas9-PmCDA1とgRNA cluster（multi gRNA units）を別々のプラスミド上にデザインした複数の標的部位に対応した多重塩基編集方法．

する全42カ所での変異導入が確認できた．

さらに詳しい内容は，論文を参照にして貰えれば嬉しく思う．今回，紹介したdCas9-PmCDA1-ULは"原核生物に適したゲノム編集技術"と"多重ゲノム編集技術"へ適応可能なシステムの開発に成功した．今後は引き続き高精度な塩基編集が可能なシステム構築に挑戦したいと考えている．

おわりに

ゲノム編集技術のなかで塩基編集に焦点を当てると，ハーバード大学のDavid Liu教授のグループからTarget-AIDと同様のコンセプトでラット由来のAPOBECを用いたBE（Base Editor），次いで2017年にはDNAのアデニンをグアニンに書き換えるABE（Adenine Base Editor）が報告されている[8)9)]．さらに最近では，2018年の2月にはPAM認識の制限を緩くしたCas9変異体が報告された[10)]．このように技術開発の進展は急速に進んでおり，当初のデザインの制約性などの課題も解消されていくものと期待される．同時に応用範囲やユーザーも増えており，微生物工学から農業育種，さらに医療の分野においても大いに利用が進んでいくものと期待される．

文献

1) Cui L & Bikard D：Consequences of Cas9 cleavage in the chromosome of Escherichia coli. Nucleic Acids Res, 44：4243-4251, 2016
2) Nishida K, et al：Targeted nucleotide editing using hybrid prokaryotic and vertebrate adaptive immune systems. Science, 353：aaf8729, 2016
3) Warming S, et al：Simple and highly efficient BAC recombineering using galK selection. Nucleic Acids Res, 33：e36, 2005
4) Jin DJ & Gross CA：Mapping and sequencing of mutations in the Escherichia coli rpoB gene that lead to rifampicin resistance. J Mol Biol, 202：45-58, 1988
5) Wang ZG, et al：Overproduction and characterization of the uracil-DNA glycosylase inhibitor of bacteriophage PBS2. Gene, 99：31-37, 1991
6) Andersen JB, et al：New unstable variants of green fluorescent protein for studies of transient gene expression in bacteria. Appl Environ Microbiol, 64：2240-2246, 1998
7) Yang L, et al：Engineering and optimising deaminase fusions for genome editing. Nat Commun, 7：13330, 2016
8) Komor AC, et al：Programmable editing of a target base in genomic DNA without double-stranded DNA cleavage. Nature, 533：420-424, 2016
9) Gaudelli NM, et al：Programmable base editing of A・T to G・C in genomic DNA without DNA cleavage. Nature, 551：464-471, 2017
10) Hu JH, et al：Evolved Cas9 variants with broad PAM compatibility and high DNA specificity. Nature, 556：57-63, 2018

● 筆頭著者プロフィール ●

寺本　潤：2003年近畿大学博士前期課程修了（内海研），'05年法政大学博士後期課程修了（石浜研），'11〜'16年からPurdue Univ. Wanner labでポスドクをし，'12〜'16年の期間はボスとともにHarvard Medical SchoolのChurch labで研究に従事．'16〜現在は神戸大学（近藤研）の西田教授のもとで植物のオルガネラや微生物を相手に編集中．

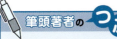

筆頭著者のつぶやき

　研究だけに収まらないことだが，人との出会い，巡り合わせ，運というものはやはり重要なものだと思う．何せ些細な留学のきっかけからはじまり，その巡り合わせで，今回，このつぶやきを執筆する機会を得た．さて，アメリカの研究室で実感したことは，研究のテーマは雑談中から華が開くことが多かった．また，ひとりで困難であっても，できる人を探し出し，チームを組むこと成し遂げることも実感した．ひとりで抱え込むのではなく，巻き込み巻き込まれつつ相互援助で研究するような環境が大きな発見や成果につながっていった．人を使うことと使われること，一つ心に留めてもよいのではないのかなと思う．

　この機会に感謝し，今，ゲノム編集がホットトピックの1つであることは間違いなく，その最中に神戸大学の同僚とともにサイエンスができることを嬉しく思う．　（寺本　潤）

Current Topics

Matsuzaki T, et al：Sci Transl Med, 10：eaan0746, 2018

FoxO転写因子はオートファジーやプロテオグリカン4調節を介して軟骨の恒常性や変形性関節症を制御する

松﨑時夫，Martin K. Lotz

> FoxOはオートファジー，代謝および老化を調節する転写因子である．変形性関節症発症における軟骨の発生，恒常性，および変性に関与し，また関節の摩耗を防ぐ重要なタンパク質であるプロテオグリカン4やオートファジー，炎症性サイトカインの調節をし，関節症保護に重要な役割を果たしていることを明らかにした．

　関節軟骨は，運動中の関節内に生じる圧縮力およびせん断力を吸収する筋骨格系の重要な要素である[1]．変形性関節症（osteoarthritis：OA）は加齢や外傷などを起因として発生する関節内疾患であり，痛みにより活動性の低下を示す病気である[2]．老化による軟骨組織および細胞レベルの変化が原因の一つであり[3]，最近の知見では，軟骨の老化および構造の変化が発生し，自食作用（オートファジー）および酸化的ストレス応答などの細胞恒常性機構の障害が関与していることが明らかにされている[4]．FoxOタンパク質は，進化的に保存された転写因子のファミリーであり，発生，老化および寿命に対し重要な機能を有する．これまでわれわれは，FoxOにより調節されるオートファジー遺伝子発現がOAで減少し[5]，薬物によるオートファジー活性化がマウスにおけるOAの重症度の低下を起こすことを示してきた[6]．また，軟骨においてFoxOの発現は老化またはOA発症に伴い減少する[7]が，FoxOの軟骨における直接的な役割は未知な点も多い．本研究は，FoxO1，FoxO3，FoxO4の軟骨特異的ノックアウ

ト（KO）マウスおよび成熟後FoxOをKOさせるタモキシフェン誘導型KOマウスを作製し，軟骨の発生学的変化，維持およびOA発生の有無を分析した．また，ヒト軟骨細胞においてFoxOを活性化しその役割を解析した．

軟骨におけるFoxO欠損は軟骨の肥大，関節症性変化をきたす

　本研究で注目すべき発見は，予備実験における生後6カ月のFoxO KOマウスの組織標本ですでに軟骨が消失する変性変化を呈していたことからはじまった．Col2a1-Creマウスを使用し，単一のFoxO1，FoxO3およびFoxO4（Col2Cre-FoxO1,3,4 KO），または3つのFoxO isoformすべてKO（Col2Cre-TKO）させた軟骨特異的KOマウス，そしてControlマウスの5種類を作製し解析した．KOマウスの骨端軟骨は出生時に正常にみられ，肉眼的にも大きな変化はなかった．しかし，Col2Cre-TKOマウスでは1カ月齢で，Col2Cre-FoxO1 KOマウスでは2カ月齢で関節軟骨が有意に厚

FoxO transcription factors modulate autophagy and proteoglycan 4 in cartilage homeostasis and osteoarthritis
Tokio Matsuzaki/Martin K. Lotz：Department of Molecular Medicine, The Scripps Research Institute（スクリプス研究所分子医学）

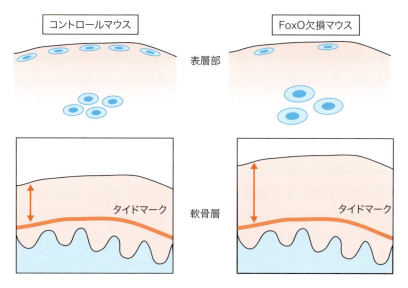

図1 軟骨特異的FoxO欠損に伴うマウスの関節軟骨の表現型まとめ
軟骨特異的FoxO欠損マウスは関節軟骨の肥大化を早期に引き起こし，その際，表層細胞の減少，細胞数の減少と肥大化，タイドマーク（軟骨層と石灰化軟骨層の境界）より上の軟骨の肥厚を認めた．その後Col2Cre-KOマウス，AcanCreERT-TKOマウスにおいて自然発生的に関節症が発症する．また半月板の不安定化やトレッドミルによっても関節軟骨の破壊的変化が認められる．

くなっていた（図1）．軟骨のRNAや in vitro にて，細胞増殖および軟骨細胞分化マーカーの異常な発現を示し（図2），FoxO欠損が軟骨細胞の増殖および分化を調節することにより軟骨の厚さを増加させたと考えられた．また関節症性の軟骨病変は，2〜4カ月齢のCol2Cre-TKOおよび6カ月齢のCol2Cre-FoxO1 KOマウスにおいて自然発生した．Col2Cre-FoxO3 KOマウスは，以前のわれわれの知見から関節保護的な役割があると考えていたため，高齢まで観察することとし，結果，18カ月齢でOAの変化を認めた．FoxO4に関しては，軟骨での発現が少ないためか，骨のOA早期の変化以外に大きな異常は認められなかった．

FoxOが在胎中から軟骨特異的にKOされるCol2Creモデルで軟骨病変が認められたが，少なくとも部分的には軟骨の異常増殖および出生後の成熟に起因する可能性があるため，われわれは，成熟した後，軟骨特異的にFoxO欠損させるモデルであるタモキシフェン誘導型Aggrecan（Acan）CreERT-TKOマウスを作製した．マウスの骨成長が一定となる4カ月齢のマウスにタモキシフェンを注射し，FoxO欠損し解析したところ，Col2Cre-TKOマウスと同様に，4カ月齢のAcan-CreERT-TKOは，脛骨プラトー上の厚い軟骨を示し

た．またタモキシフェン投与2カ月で軽度の軟骨OA変化を認め，投与5カ月で，完全な軟骨欠損を示した．さらに手術による内側半月板の不安定化およびトレッドミルによって誘発されたOAの重症度も対照マウスより重篤であった（図1）．このトレッドミルによる強制走行モデルは最適な条件は各モデルによって異なると考えており，予備実験として最適な条件検討を行うことをお勧めする．

FoxOは軟骨表面タンパク質，軟骨ホメオスタシス関連遺伝子を制御する

FoxO欠損によりOAが自然発生する要因を調べる際に，OA発症前のCol2Cre-TKOマウス1カ月齢の組織所見を注意深く観察していたところ，軟骨表面が不整であり，細長い軟骨表層細胞が少なくなっていることを発見した．軟骨の表層に関連する遺伝子として重要なPrg4遺伝子は，ルブリシンまたは表層タンパク質（SZP）とよばれるムチン様の高グリコシル化タンパク質をコードする．これは，関節軟骨表面，半月板および滑膜の細胞によって産生され，軟骨表層および滑液の細胞外マトリクスに存在する．ルブリシンは関節軟骨の境界潤滑剤として機能し，摩擦および摩耗を低減

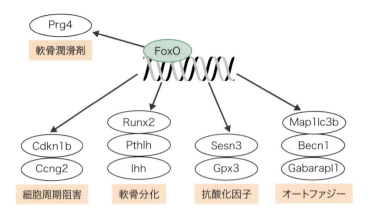

図2　軟骨細胞におけるFoxOが調節する遺伝子
細胞周期阻害因子（Cdkn1b, Ccng2），軟骨細胞分化関連遺伝子（Runx2, Pthlh），肥大軟骨細胞分化遺伝子（Ihh），抗酸化因子（Sesn3, Gpx3），オートファジー関連遺伝子（Map1lc3b, Becn1, Gabarapl1）に加え，軟骨表面潤滑剤（Prg4）を調節していることがわかった．

し，軟骨の表面における潤滑剤の蓄積は関節恒常性にとって重要であると考えられている[8]．Prg4欠損マウスは，摩擦係数値を上昇させ，負荷によって引き起こされる摩擦の増加に対して耐えられない[9]．ヒトの軟骨の老化は，表層における機能の低下，表面張力の低下や摩耗，細胞の減少および細胞外基質グリコサミノグリカン含量の減少を伴い，表層の機械的刺激への耐久性の低下を特徴とする[10]．FoxO KOマウスで観察された所見は，Prg4欠損マウスやヒトの関節の老化の変化と一致し，実際に同軟骨におけるPrg4のRNA発現レベルが低下していた．Prg4発現の減少に加えて，FoxO欠損マウスにおいては細胞ホメオスタシス遺伝子の発現低下を観察した．抗酸化作用（Sesn3, Gpx3），オートファジー（Map1lc3b, Becn1, Gabarapl1）に関与する遺伝子が減少しており，加齢に伴うヒトやマウスのこれまでの結果を支持するものであった．本文には掲載していないが，これらは実際には予備実験としてRNAシークエンス解析を行い特定した遺伝子であり，少ないサンプルでも一度網羅的な解析を行うことがよいと思われる．

FoxO遺伝子活性化はOA治療のターゲットになりうる

OAに対しFoxO活性化の効果を調べるために，ヒトOA軟骨細胞を培養し，FoxO1の過剰発現をすると，オートファジー遺伝子の増加，炎症メディエーターおよび軟骨分解酵素の減少をもたらし，インターロイキン-1β刺激の効果に拮抗した．これらの結果よりFoxOが重要な治療ターゲットとなることが示唆された．

おわりに

FoxOは加齢においても重要な保護的因子であり，アンチエイジングの分野でも重要な位置付けの転写因子である．本研究は，老化およびOA発症した軟骨におけるFoxO減少の病理学的意義を示し，FoxO発現の維持または回復がOA発症を予防し，その進行を遅延させる可能性を示唆した．なお，Prg4に対しては直接的か間接的か，どのように作用しているかは依然不明であり，われわれのグループでは研究を続けている．またFoxO活性を標的とした治療薬のスクリーニングも行っており，今後の結果を期待する．本研究をもとにFoxO遺伝子を含むアンチエイジング遺伝子やその関連遺伝子の研究発展により，OA発症の重要な機構も解明されることも期待している．

文献

1) Hunziker EB, et al：The structural architecture of adult mammalian articular cartilage evolves by a synchronized process of tissue resorption and neoformation during postnatal development. Osteoarthritis Cartilage,

15：403-413, 2007
2) Neogi T & Zhang Y：Epidemiology of osteoarthritis. Rheum Dis Clin North Am, 39：1-19, 2013
3) Lotz M & Loeser RF：Effects of aging on articular cartilage homeostasis. Bone, 51：241-248, 2012
4) Lotz MK & Caramés B：Autophagy and cartilage homeostasis mechanisms in joint health, aging and OA. Nat Rev Rheumatol, 7：579-587, 2011
5) Caramés B, et al：Autophagy is a protective mechanism in normal cartilage, and its aging-related loss is linked with cell death and osteoarthritis. Arthritis Rheum, 62：791-801, 2010
6) Caramés B, et al：Autophagy activation by rapamycin reduces severity of experimental osteoarthritis. Ann Rheum Dis, 71：575-581, 2012
7) Akasaki Y, et al：Dysregulated FOXO transcription factors in articular cartilage in aging and osteoarthritis. Osteoarthritis Cartilage, 22：162-170, 2014
8) Rhee DK, et al：The secreted glycoprotein lubricin protects cartilage surfaces and inhibits synovial cell overgrowth. J Clin Invest, 115：622-631, 2005
9) Jay GD, et al：Association between friction and wear in diarthrodial joints lacking lubricin. Arthritis Rheum, 56：3662-3669, 2007
10) Temple MM, et al：Age- and site-associated biomechanical weakening of human articular cartilage of the femoral condyle. Osteoarthritis Cartilage, 15：1042-1052, 2007

● 筆頭著者プロフィール ●

松﨑時夫：2006年，神戸大学医学部卒業．日本整形外科学会認定専門医．外傷／骨折治療，人工関節置換術，スポーツ障害などの治療および研究経験を経て，'14年，同大学大学院にてアンチエイジング遺伝子サーチュインの研究で医学博士を取得．同年からScripps研究所留学．新たに手術用ロボット，ロボット装具，人工知能の医療応用の研究開発のため'17年よりカリフォルニア大学サンディエゴ校に客員研究員として在籍．テクノロジーと医療の融合をめざす．

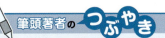

　FoxOはLotz先生により長年研究されてきた遺伝子であり，本研究が出版されるまで実に5年以上の年月が経過しています．私が日本で経験してきた内容と関連があり，運よくこの研究テーマを割り当てられたのだと思います．本研究の一つひとつの手技は細かいコツが必要であり，予備実験の重要性を再認識しました．結果にある軟骨表層細胞の減少は，各週齢の解析を細かく設定していたため，経時的に観察できたことが，発見につながったのだと思います．また論文に掲載されていないのですが，かなり多面的に現象の確認作業を行いました．これは自分自身の論文の信頼性を自分で確認する大切な作業だと思います．さらに，ラボのメンバーの協力は必要です．膨大な量を生み出すためによいチームワークは欠かせません．アクセプトのお祝いでサンディエゴの海を望むレストランにて，ボスとラボメンバーと喜びを分かち合った瞬間が何よりも代え難い瞬間でした．

(松﨑時夫)

「統計」でお困り
～いまぶつかっている悩み,

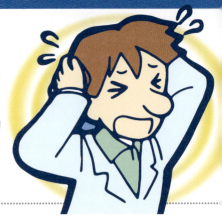

実験を進めて研究内容をまとめていく過程で, "統計"は切っても切り離せない重要なステップでありながら, 苦手意識を持っている方も多くいらっしゃるかと思います.

本ページでは, 羊土社で発行した統計関連書籍を, 各書籍の特徴・切り口を整理してご紹介いたします. こんな困りごとにピンときた1冊がありましたら, ぜひ一度ご覧ください.

生物統計

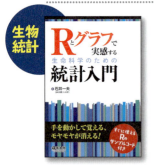

Rとグラフで実感する生命科学のための統計入門

石井一夫／著

- 定価（本体 3,900円＋税）
- B5判 ■ 212頁
- ISBN 978-4-7581-2079-1

難易度 ★★★★★

手を動かしながら、実感を持ちながら、身につけたい

生物統計

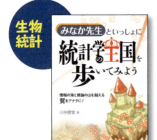

みなか先生といっしょに統計学の王国を歩いてみよう
情報の海と推論の山を越える翼をアナタに！

三中信宏／著

- 定価（本体 2,300円＋税）
- A5判 ■ 191頁
- ISBN 978-4-7581-2058-6

難易度 ★★★★★

挫折した統計をやり直したい

生物統計

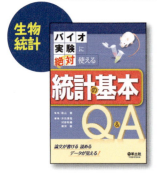

バイオ実験に絶対使える統計の基本Q&A
論文が書ける 読める データが見える！

秋山 徹／監
井元清哉, 河府和義, 藤渕 航／編

- 定価（本体 4,200円＋税）
- B5判 ■ 254頁
- ISBN 978-4-7581-2034-0

難易度 ★★★★★

研究現場で感じる疑問を解決したい

ではありませんか？
解決できる1冊が見つかります

羊土社 統計関連書のご案内

難易度 ★★★★★
実験で本当に必要な部分だけ、やさしく学びたい

池田郁男／著
実験で使うとこだけ生物統計

1　キホンのキ　改訂版
- 定価（本体 2,200円＋税）　■ A5判　■ 110頁
- ISBN 978-4-7581-2076-0

2　キホンのホン　改訂版
- 定価（本体 2,700円＋税）
- A5判　■ 173頁
- ISBN 978-4-7581-2077-7

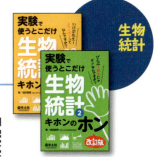

生物統計

難易度 ★★★★★
統計嫌いを克服したい

ぜんぶ絵で見る医療統計
身につく！　研究手法と分析力

比江島欣慎／著
- 定価（本体 2,600円＋税）
- A5判　■ 178頁
- ISBN 978-4-7581-1807-1

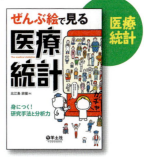

医療統計

難易度 ★★★★★
論文のエビデンスを正しく読み取れるようになりたい

短期集中！オオサンショウウオ先生の
**医療統計セミナー
論文読解レベルアップ30**

田中司朗，田中佐智子／著
- 定価（本体 3,800円＋税）
- B5判　■ 198頁
- ISBN 978-4-7581-1797-5

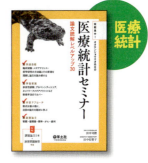

医療統計

難易度 ★★★★★
そもそも生物統計を体系的に学びたい

**パソコンで簡単！
すぐできる生物統計**
統計学の考え方から統計ソフトSPSSの使い方まで

打波　守，野地澄晴／訳
- 定価（本体 3,200円＋税）
- B5判　■ 263頁
- ISBN 978-4-7581-0716-7

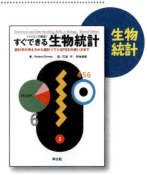

生物統計

eppendorf

A New Spin　　　キャンペーン期間：5月7日〜8月31日

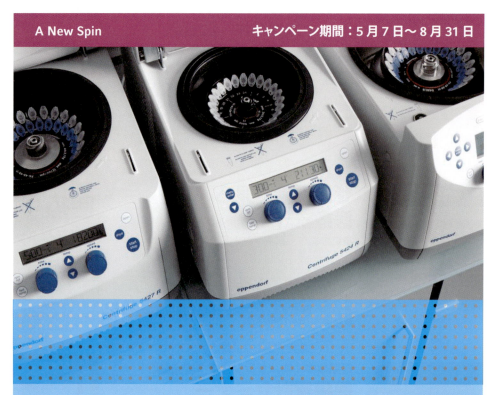

遠心機買い替えキャンペーン

あなたのラボにエッペンドルフの遠心機を！

世界中でご愛用いただいているエッペンドルフの遠心機をぜひこの機会にお買い求めください！

> 遠心機の新規ご購入で **25% OFF**
> 現在お使いの遠心機からの買い替えで **30% OFF**

幅広いラインナップが対象となっておりますので詳しくはお問い合わせください。
さらにエッペンドルフ遠心機の
無償クリーニングサービスも実施中

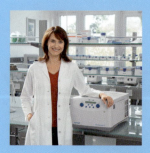

Contact: info@eppendorf.jp • www.eppendorf.com

エッペンドルフ株式会社　101-0031　東京都千代田区東神田2-4-5　Tel: 03-5825-2361　Fax: 03-5825-2365
Eppendorf® and the Eppendorf logo are the registered trademarks of Eppendorf AG, Hamburg, Germany.
All rights reserved, including graphics and images. Print in Japan. Copyright © 2018 by Eppendorf AG.

詳細はこちら

クローズアップ実験法　series 299

生物画像処理・解析を加速するImageJマクロプログラミング

加藤　輝

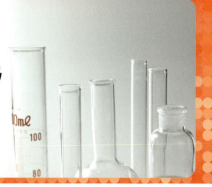

何ができるようになった？

オープンな生物画像処理系であるImageJに組込みのプログラミング言語であるマクロを用いれば，多量の顕微観察画像データの処理を一括して行うことができる．

必要な機器・試薬・テクニックは？

ImageJをセットアップしてあるコンピューターが必要となる．

 はじめに

近年の顕微観察技術の進展により，これまでにない高解像度，ならびに多次元で生命現象を捉えることができるようになった．さらに，実験結果について画像を単に提示するだけではなく，定量的な解析を施したうえでの解釈を求められる時代となってきている．

このような現状において，研究対象の撮影はしたものの，それらをいかに処理，解析するかについて途方に暮れる方々も多々見受けられる．そのような生物学研究者諸氏を対象としてこれまで年に一度の頻度で初心者向けの画像処理・解析トレーニングコースを開催している（本稿末尾の**コラム**参照）．本稿では，これまでのトレーニングコースでの経験をもとに，例年最も需要が大きかった多量の画像サンプルを対象とした処理・解析の自動化について，簡易プログラミング言語であるImageJマクロを用いて解説する．

 原理

ImageJは生物画像処理を行うためのソフトウェアとしてNIH（当時）のWayne Rasbandにより開発されたパーソナルコンピューター向けのフリーソフトウェアである[1]．ライセンス料が不要で，かつ，改変したり，再配布が可能であるといった自由な点も相まって現在その派生物であるFijiと合わせて生物画像処理において事実上の標準の地位を得ている．改訂を重ねるごとに時代に合わせ高機能化しているうえに，ソースコードが公開されているため，その挙動に疑問がある場合はソースコードを参照して処理内容を調べることができるといった特徴も兼ね備えている．これらの特性から，ImageJそのものが生物画像処理のよい教科書であるともいえる．

顕微鏡画像を取得したら，まずはそれらを研究者自身のコンピューター上のImageJで開き，解析を行うのが一般的であると考えられるが，近年の顕微観察法

An introduction of ImageJ macro programming for biological image processing
Kagayaki Kato：Bioimage Informatics Group, Exploratory Research Center on Life and Living Systems（生命創成探究センター生物画像情報解析グループ）

では奥行きの情報を光学切片として取得したり，これに加えて時間軸や複数のチャネルが加わったりとデータが多次元化している．このような現状を背景に，大量画像データを処理する必要性が高まってきている．

ImageJは高度なGUI（graphical user interface）を備えたエンドユーザ向けの製品であり，ユーザにマウス操作を主体とした簡便な操作体系を提供している．しかし，それだけを用いて大量の画像ファイルを逐次開いて操作し，結果を保存するといった作業は非常に労を要するうえに，操作ミスによる間違いが生じやすい．このようなGUIならではの問題を解決するため，ImageJには画像操作をプログラムとして記述可能なマクロ言語が備わっている．本稿では，この言語について，特に複数ファイルを処理するための方法について解説する．

準 備

■ ImageJのセットアップ

ImageJは多数のプラットフォームをサポートする環境であるJavaにより開発されており，Windows，macOS，LinuxといったOS上で動作する．したがって，ImageJを使用する際にはJavaを実行できるコンピューターが必要となる．高速なCPUや多量のメモリなど，上等な仕様のコンピューターを用いるに越したことはないが，ImageJ自体が軽快に動作するため，開いた画像をこまめに閉じたり，仮想的に画像スタックをロードするVirtual Stackといった機能を活用するなどの工夫次第で意外に低スペックのコンピュータでも作業を行うことができる．

ImageJのインストール用のパッケージはウェブサイト（`https://imagej.nih.gov/ij/download.html`）より，OSの種別に応じた各種パッケージがダウンロード可能となっている．最も簡単なセットアップは，ウェブサイトに掲載されいてるいくつかのパッケージのうち，JREと呼ばれるJavaの実行環境を同梱している版をダウンロードし，適当な場所に展開することで完了する．ただ，殊に近年のmacOSでは強化されたセキュリティ機構によりインストール手順がやや面倒となっている点に注意が必要となる．この点も含め，セットアップ方法の詳細は`https://imagej.nih.gov/ij/docs/install/`に掲載されている．

プロトコール

ImageJを起動すると，多数の項目がメニューバーに羅列されているのを目にする．通常は，マウスで目的の操作を施す項目を選択することで処理を実行するが，マクロではこれに代わりメニューの項目名を，画像操作をあらわすプログラム上のステップ（行）として使用する．すなわち，「マウスでメニューから項目を選ぶ」という操作がマクロの1ステップに相当する．「マクロプログラミング」とはよぶものの，その実態はこれらのステップを実行する順に並べたものに過ぎない．これは，ImageJの操作をマクロのコードとして記録する機能であるマクロレコーダを使うことで実感できる（図1）．

■ マクロレコーダの例

ImageJを起動し，メニューの階層を以下のように辿る

```
Plugins > Macros > Record...
```

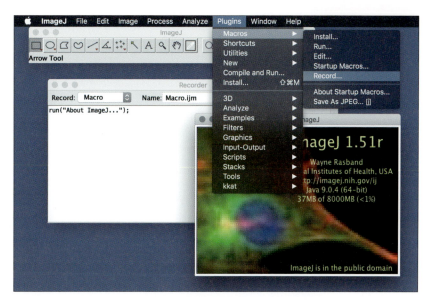

図1 マクロレコーダウィンドウと，ImageJのクレジット画像
マクロレコーダウィンドウは，メニューの階層をPlugins > Macros > Record...の順に辿ると現れる．

　すると，マクロレコーダウィンドウが開く．このウィンドウに，以降のImageJ上での操作が逐次記録される．試しに，このマクロレコーダウィンドウを開いた状態で
`Help > About ImageJ...`
を選択する．ImageJのクレジットウィンドウが開くと同時に，マクロレコーダに
`run("About ImageJ...");`
と表示される．この二重引用符で囲まれた文字列は，先ほどメニューバーから選択した項目名と同一のものである．そして，`run`が行頭に付与されていることから，これが`"About ImageJ..."`をよび出しているのだろうと推測できる．

　ここで示したような`run("メニュー項目名");`は，「`run()`関数のよび出し」を意味する．関数とは，所定の動作にそれらしい名前をつけたものと解釈できる．また，関数名はその直後に間髪を入れず括弧のペアを置くことで，プログラム中で一見して他の構文との違いを見分けることが可能である．そして，この括弧が囲い込む領域は，関数をよび出すにあたり必要となる情報（パラメータ・引数）を与えるための場所としても機能する．前述の例では，ImageJマクロ言語に組込まれている`run()`関数にパラメータとしてメニュー項目名の文字列を与えることにより，目的の機能を実行することを意味する[※1]．

> ※1 なお，ImageJのマクロ言語では，行はセミコロン（;）で終端させておく必要がある点に注意が必要となる．

　この`run()`関数は，大抵のImageJのメニュー項目を受け付けることが可能である．要不要は別として，例えば`run("Quit");`といったように，ImageJそのものを終了させるようなマクロを実装することさえもできる．
　次に，先に開いたImageJのクレジットウィンドウの画像にマクロを使ったガウス平滑化を施してみる[※2]．

> ※2 　余談ではあるが，この`About ImageJ...`ウィンドウは実は単なるRGB画像であり，これに対し諸々
> の画像処理操作を施すことが可能である．

2 ガウス平滑化プログラムの作成

まずは，

`Plugins > New > Macro`

により，新しいマクロプログラムを作成するための空のマクロ入力用のテキストエディタが現れ
る．ここに，

`run("Gaussian Blur...", "sigma=2");`

と書き込み，

`Macros > Run Macro`

を選択すると，マクロが実行される（macOSでは⌘R，WindowsではCTL-Rがショートカット
として使える）．開いていた画像が平滑化され，ぼやけていることが確認できる[※3]．

> ※3 　複数の画像を同時に開いているとき，最も前面にあるウィンドウが処理の対象となる点に注意が必
> 要である．

3 処理自動化のコツ

ところで，前述のコードには，カンマ（,）で区切られた文字列が2個，`run()`関数の引数とし
て入っている．前者の文字列は処理内容にガウス平滑化を指定するメニュー項目名，後者はその
平滑化の効果を調整するパラメータを指定する書式である．

ImageJのメニューをよくよく眺めると，項目名の最後が`...`とピリオド3個で終端しているも
のが散見される．これは，そのようなメニュー項目を選択した場合，処理に先立って必要となる
情報を入力するためのダイアログボックスなどが開かれることを意味する．ここで試行したガウ
ス平滑化のメニュー項目名も`...`で終端しており，ダイアログの出現によって処理が中断する．

せっかくつくり上げた画像処理自動化プログラムなのに，画像ごとにいちいち処理が中断され
るのは興醒めである．この種の実行パラメータをあらかじめ`run()`関数に2番目の引数として与
えておくと，ダイアログの出現を抑制することができる．試しに，`run("Gaussian Blur...");`
とだけ書き込んだものを実行してみると，メニューから選択したときと同様に平滑化の半径を問
い合わせるダイアログボックスが提示されることが確認できる．

`run()`関数の第2引数は，実行したいコマンドごとにその書式の差異が大きいため，マクロレ
コーダを用いて手動での処理を試行し，パラメータの書式を確認しておく必要がある．基本的に
は，対象のコマンドが提示するダイアログボックスの入力欄に割り当ててあるラベルの文字列の
一部とパラメータとを等号（=）で挟んだ文字列となる．入力するパラメータが2個以上ある場合，
この等号で挟んだ鍵・値のペアの文字列を1字以上の空白文字（ホワイトスペース）で区切り，列
挙する．例えば，3Dガウス平滑化コマンドはX, Y, Zそれぞれの軸方向について平滑化のための
個別のパラメータを設定するダイアログボックスを提示するが，これをマクロで記述する際には，

`run("Gaussian Blur 3D...", "x=2 y=4 z=6");`

のように記述する．

4 組込み関数

メニュー項目のコマンドを実装するために，これまでもっぱら`run()`関数を用いてきたが，こ
のような方法以外を用いるコマンドも存在する．新規のイメージを作成するには

`File > New > Image...`

を選択するが，マクロレコーダで上記を記録すると

```
newImage("Untitled", "8-bit black", 512, 512, 1);
```

という行が現れる[※4]．

> [※4] インストール直後のImageJで，ダイアログ内のすべてのパラメータを既定値とした場合，run("Image...");と表示されることがある．

　このnewImage()もまた，関数である．先に記した通り，いかにも新規画像をつくりそうな文字列に，括弧のペアが付属していること，そして括弧の中身も新規画像コマンドのダイアログで聞かれそうな値がコンマ（,）区切りで羅列されていることから，その関数の機能と設定可能な項目などが容易に推測可能である．

　この種のrun()をはじめとするImageJが提供するいわゆる「組込み関数」は現時点で400個程度に及ぶようだ．それらの解説は「Built-in Macro Functions」（https://imagej.nih.gov/ij/developer/macro/functions.html）にて公開されている．この文書では，newImage()関数は

```
newImage(title, type, width, height, depth);
```

と宣言されており，また，第2引数のtypeとして許容される文字列が列挙されている．

5 処理のくり返し

　ここまでで，マクロは単にコマンドをテキストとして羅列することだけでプログラムを構成することが可能であることがわかった．ただ，1,000枚の画像をガウス平滑化するためにrun()関数のよび出しを画像の枚数分，1,000行並べるのはプログラムとして現実的ではない．似たような処理過程を所定の回数分くり返したり，条件によって処理のしかたを振り分けたりといったようなプログラムの制御構造が必要となる．

　この種の代表的な制御構造として，①順次（逐次），②分岐，そして③くり返し があげられる．「順次」は，自然言語の文書と同様に，上から順に行を実行するというプログラムの全体的な処理の流れを意味し，「分岐」は「もし…なら〜せよ」という，いつか聞いた覚えのあるいわゆる「if文」に相当する．最後の「くり返し」は，あるステップあるいはその塊を所定の回数くり返し実行する言語上の機能を指す．

　画像処理の自動化という当初の目的に則り，まずは適当なサンプル画像としてこれまで用いてきたImageJのクレジット画像をここでは20個の連番のファイル名として保存し，くり返し処理の対象となる多数のサンプル画像に見立てる下準備を行う．

```
dir = getDirectory("home") + "abouts";
File.makeDirectory(dir);

for(i = 0; i < 20; i++) {
  path = dir + "/about_" + IJ.pad(i, 2) + ".tif";
  print(path); // 新規に生成したファイル名を出力[※5]
  saveAs("tiff", path);
}
```

> [※5] プログラムの可読性を高めるためには自然言語によるコメントを付与することが効果的である．// と，連続する2個のスラッシュ記号から行末までは，コメントとしてマクロの処理系から無視される．

　プログラムの1行目は，変数 = 関数呼び出し + 文字列の形式となっている．変数とは，何らかの値を後で使うためにメモリに保持しておくための容器のようなものである．続く等号は，こ

れを挟んで左側のものに，右側（の結果）を代入する．すなわち，a = 1 - 1; は変数 a に 1 - 1 の結果（0）を代入している．

等号の右側の最初に現れる関数 getDirectory("home") は，ここでは（引数に "home" を与えることで）ユーザのホームディレクトリを表現する文字列を返す．その直後に +"abouts"; と続くが，これは getDirectory() 関数が返した文字列に，文字列 "abouts" を連結することを意味する[6]．

> ※6　等号のみならず + 演算子までその解釈が常識とは異なってはいるが，じつは数値を相手とした場合，+ 演算子は通常通り和を求めるための演算子として機能する．文字列を対象とした場合のみ，マクロでは文字列連結のための演算子として機能する．これを確認するために，新たにマクロのエディタを開いて
>
> print("a" + "b");
> print(1 + 2);
> print("a" + 1);
>
> などを試行してみると，マクロが + 演算子の機能をどのように使い分けているかを実感できる．なお，print() 関数は，パラメータとして与えられた値を Log ウィンドウに出力する関数である．

以上により，コードの1行目では，ユーザのホームディレクトリに "abouts" を付与した新たなディレクトリ名を生成し，変数 dir に保存している．2行目は，このディレクトリを実際に作成する関数である．

この次の行（3行目）は空行となっている．マクロでは，空行は無視される．ここでは，プログラムの可読性を高めるため，空行を挿入した．この空行に続いて，for ではじまる中括弧のペアからなるブロックが以降のコード全体を括っている．これは，ブロック内のコードを，for に続く括弧内で指定した条件に従い，くり返し実行する構文（for ループ）である．

```
for( 初期化 ; 終了条件 ; 状態の更新 ) {
  くり返し実行する内容 ;
}
```

for 文の括弧内はセミコロンで区切られた3個の文からなる．最初の文はループの初期条件を設定する．ここでは，定石に従い変数 i に 0 を代入し，条件の初期化を行う．この変数 i は，ループのくり返し回数を数え上げるカウンタとして用いる（カウンタ変数）．さらに，終了条件として文 i < 20; を指定し，カウンタ変数 i が 20 未満の値をとる間，くり返し続けることを指定する．最後，状態の更新において，i++; としている．++ は，インクリメントとよばれる演算子で，これが付与された変数の値を1だけ増分する機能をもつ．以上より，この for ループは，最初 0 で初期化したカウンタ変数 i について，1ずつ増分させながら後続のブロックの実行をくり返す．そして，i が 20 以上になった時点でループを止める．

ブロック内部の最初の行は，文字列の変数 dir に文字列を連結し，くり返しごとに新しいファイル名を作成している．このなかで，IJ.pad(i, 2) は，カウンタ変数 i を2桁の文字列に変換する．例えば，i が 1 のとき，この関数は文字列 "01" を返す．ブロック内部の最後の行 saveAs("tiff", path) は，開いている画像（ここでは ImageJ のクレジット画像）を tiff 形式で変数 path が指すファイル名として保存する[7]．

> ※7　ちなみに，path とは，ファイル・ディレクトリ（フォルダ）の名称を，階層構造上の順序に従って所定の区切り文字を用いて連結したものである．macOS であれば，"/Users/uname/abouts/about_00.tif"，Windows であれば，"C:\Users\uname\abouts\about_00.tif" のような形式となる．ここで uname はユーザーネームであり，処理系によって異なる．

結果

このマクロを実行し，自身のホームディレクトリ以下の"abouts"フォルダのなかに0〜19までの連番で合計20個の画像が保存されていることを確認する（**図2**）．

次に，生成した個々のファイルにガウス平滑化を施してみる．

```
dir = getDirectory("home") + "abouts";
setBatchMode(true);
for(i = 0; i < 20; i++) {
  path = dir + "/about_" + IJ.pad(i, 2) + ".tif";
  print(path);
  open(path); // ファイルpathを開く
  run("Gaussian Blur...", "sigma=" + i); // 平滑化の度合いにカウンタ変数を用いる
  run("Save"); // 上書き保存
  close(); // 開いたファイルを閉じる
}
setBatchMode(false);
```

setBatchMode()は，true（真偽値の「真」）を引数として与えた場合，画像操作の各段階を画面に描画せずにマクロを実行するモードに入る．これにより処理が高速化する．逆に，false（偽）を与えたときにはこれを解除する．このコードを実行すると，ファイルが順を追って徐々にぼけてゆくような結果を確認することができる．

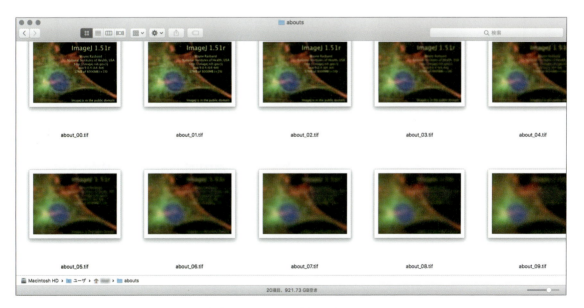

図2 複数ファイルの一括処理結果
徐々に画像のぼかしが強くなる効果が確認できる．

おわりに

以上，駆け足でImageJマクロと，それを用いた複数ファイルの処理方法について述べた．マクロの構文自体はCに類似していることもあり簡潔ではあるが，文法の定義として一貫性がみられない部分もあり，若干の慣れを必要とするところもある．

今回は，ユーザが定義する関数など，より大規模なプログラムを実装するための構造化プログラミングにおける技法や，分岐などの解説は省いたが，これらについては「ImageJ Macro Language」(`https://imagej.nih.gov/ij/developer/macro/macros.html`)や，前述の組込み関数のリストが参考になる．

文献

1) Schneider CA, et al：Nat Methods, 9：671-675, 2012

● 著者プロフィール ●

加藤 輝：2003年，総合研究大学院大学生命科学研究科遺伝学専攻修了．博士（理学）．理化学研究所発生・再生科学総合研究センター，自然科学研究機構・新分野創成センターを経て現在，同 生命創成探究センター特任助教．胚発生期における個別の細胞の動態が全体としてどのように形態形成に寄与するのかを画像解析を通じて理解するべく，プログラミングの毎日．

● Connecting the Dots ●

基礎生物学研究所では，新学術領域研究・学術研究支援基盤形成「先端バイオイメージング支援プラットフォーム」との共催で毎年11～12月，「生物画像解析トレーニングコース」と銘打った3日間にわたる講習会を開催している．このコースは画像処理・解析について比較的馴染みの薄い生物学研究者を対象としており，顕微鏡が撮像するデジタル画像とは何か，などといった基本的な事項の解説を皮切りに，画像処理および解析技法の基礎についての講義・実習を交えながら進められる．本コースの特色としては，受講者全員に貸与のImageJならびに教材をセットアップしたMacbookを用いて前述の課程を進める点にあり，定量的な画像解析を自らの手で行う技術を速習することをめざしている．また，画像処理に先立つ顕微鏡画像の取得法についての講義や，受講者自らが現在取り組んでいる課題における画像について講師を交えてその解析方法について議論する場を設けるなど，実践的な内容となっている．ご関心をおもちの方はhttp://www.nibb.ac.jp/をご参照いただきたい．

次回 ▶ 細胞周期の可視化と自動追尾（仮）

必要な1冊がきっとみつかる！ゲノム編集のオススメ書籍

秘訣を知って思い通りに遺伝子改変!!

実験医学別冊
論文だけではわからない
ゲノム編集 成功の秘訣Q&A
TALEN、CRISPR/Cas9の極意

好評発売中

あらゆるラボへ普及の進む，革新的な実験技術「ゲノム編集」初のQ&A集です．実験室で誰もが出会う疑問やトラブルを，各分野のエキスパートたちが丁寧に解説します．

山本　卓／編
■ 定価(本体5,400円+税)　■ B5判　■ 269頁　■ ISBN 978-4-7581-0193-6

各生物種のプロトコールを一挙公開！

実験医学別冊　最強のステップUPシリーズ
今すぐ始めるゲノム編集
TALEN&CRISPR/Cas9の
必須知識と実験プロトコール

山本　卓／編
■ 定価(本体4,900円+税)　■ B5判　■ 207頁　■ ISBN 978-4-7581-0190-5

生命科学と各種産業にもたらす研究事例を総特集！

実験医学 2016年増刊号
All About ゲノム編集
"革命的技術"はいかにして
私たちの研究・医療・産業を変えるのか？

真下知士, 山本　卓／編
■ 定価(本体5,400円+税)　■ B5判　■ 234頁　■ ISBN 978-4-7581-0359-6

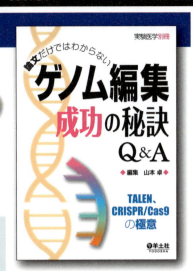

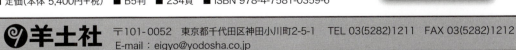

発行　羊土社 YODOSHA
〒101-0052　東京都千代田区神田小川町2-5-1　TEL 03(5282)1211　FAX 03(5282)1212
E-mail：eigyo@yodosha.co.jp
URL：www.yodosha.co.jp/

ご注文は最寄りの書店，または小社営業部まで

Next Tech Review

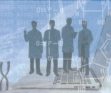

本コーナーでは，今後の医学・生命科学に革新をもたらしうる技術や解析法にいちはやく注目し，その原理から応用可能性までを総説形式で紹介します．

RNA情報を編集する新たな遺伝子改変・制御技術

福田将虎，野瀬可那子

近年，生物の生命現象を遺伝情報レベルで設計・制御する戦略が，医療をはじめ多くの分野で用いられはじめている．なかでも，生物の設計図であるゲノムDNA情報の書き換えを可能にするゲノム編集技術は，大きな注目を集めている．一方で，RNAレベルで遺伝情報を改変する技術の開発も現在進んできている．タンパク質合成の情報分子として働くRNAは，生体内における遺伝情報を有する一過的な生体分子である．RNA情報の書き換え技術，すなわちRNA編集技術は，ゲノムDNAを改変しない新たな遺伝子改変技術として，今後の応用に期待が寄せられている．本稿では，これまでに開発されたRNA編集技術の原理と特徴について概説する．

はじめに

近年，CRISPR/Cas9を筆頭とするゲノム編集技術[1]〜[5]の開発により，生物の生命現象を遺伝情報レベルで制御または改変する方法が，医療や創薬をはじめさまざまな分野に急速に普及しはじめている．生命現象の担い手は，ゲノムDNA情報に従って合成されるRNAおよびさまざまな機能をもつタンパク質である．これらRNAやタンパク質は，一般的には，DNAがRNAに転写され，そのRNAの配列情報を読みとってタンパク質が翻訳されるという，分子生物学のセントラルドグマ[6]に従って合成されている（図1）．つまり，ゲノムDNAはすべての機能性生体分子の情報，すなわち生物の設計図として，またRNAは，タンパク質にとっての情報分子という位置づけになる．ゲノム編集技術は，DNA配列を自在に書き換える遺伝子改変技術であり，改変効果は対象細胞に留まらず，その子孫細胞にまで永続的に残すことができる．そのため，生物の生命現象を思い通りに操るための究極の技術として，

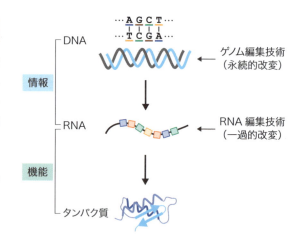

図1　セントラルドグマと遺伝情報改変技術

医療・創薬や農作物の品種改良など，幅広い分野での応用が期待されている．しかしながら，現状の技術ではオフターゲット（意図しない改変）を完全にコントロールできていないことに加え，特にヒトにおいては，生物のDNAを改変するという行為自体の倫理的な問

The latest genetic modification and regulation technology based on RNA editing
Masatora Fukuda/Kanako Nose：Department of Chemistry, Faculty of Science, Fukuoka University（福岡大学理学研究科化学専攻）

Next Tech Review

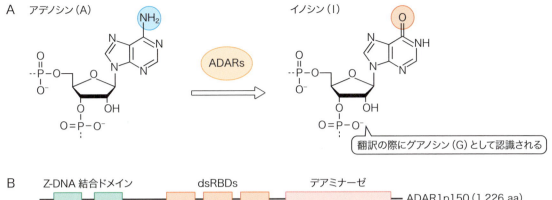

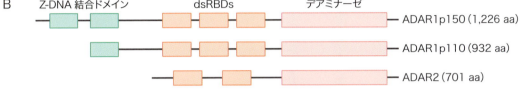

図2 A-to-I RNA編集とADARのドメイン構造
A）二本鎖RNA中の特定のアデノシンは編集酵素ADARsにより，イノシンに変換される．イノシンはグアノシンとして認識されるため，編集によりゲノム情報とは異なるアミノ酸コドンが生じる場合がある．B）ADARのドメイン構造．ヒト生体内では，3種の活性型ADARのアイソフォームが同定されている．それぞれの二本鎖RNA結合ドメイン（dsRBD）とデアミナーゼドメイン（DD）の共通の構造をもつ．

題を含め，今後解決すべき課題が多く残っているのも事実である．

一方で，タンパク質翻訳時に情報分子として働くRNA（mRNA）もまた，ゲノム情報が写しとられた遺伝情報をもつ分子である．生体内に恒常的に存在するゲノムDNAに対して，mRNAは合成・分解がくり返される一過性の情報分子である．したがって，原理的には，RNA情報の書き換えにより，本来のゲノムDNA情報を傷つけることなく，遺伝情報を一時的に改変することができる（図1）．そのような背景から，近年，ゲノム編集とは異なる，または相補的な遺伝子改変技術として，RNA編集技術の開発がさかんに研究されている．なかでも，ヒトを含めほとんどの高等生物が内在的に有するA-to-I RNA編集機構を基盤としたRNA編集技術がすでにいくつか報告されている．本稿では，A-to-I RNA編集機構について概説し，その後，これまでに開発されたRNA編集技術の原理と特徴について紹介する．

RNA編集機構と編集酵素

DNAから転写されたRNAは，スプライシングやさまざまなRNA修飾を経て，それぞれの機能を発揮していることはよく知られている．そのようなRNA修飾のなかでも，RNA塩基の置換，挿入，欠失により塩基配列が書き換えられるタイプはRNA編集とよばれる．ヒト生体内で最も高頻度に行われるRNA編集は，アデノシン（A）が加水的脱アミノ化反応によりイノシン（I）に変換されるA-to-I RNA編集である（図2A）[7)~9)]．mRNA上に生じたイノシンは，タンパク質翻訳の際にグアノシンとして認識されるため，A-to-I RNA編集によりゲノム情報とは異なるアミノ酸コドンが生じる場合がある．A→I（G）変異により変化するコドンを表に示す．Ser，Thr，Tyrのタンパク質リン酸化部位をはじめ，開始・終止コドンやタンパク質の活性中心を担うアミノ酸コドンなど，A-to-I RNA編集は遺伝子機能や発現を多様に制御できるポテンシャルをもっている．また，ヒト生体内におけるA-to-I RNA編集部位はおよそ300万程度同定されており[10)]，前述のコドン変換だけではなく，スプライシングやmiRNAの成熟課程など，多くの生体内プロセスの制御に関与している．加えて，RNA編集異常と疾患の関係も指摘されていることから，生体はA-to-I RNA編集をうまく使って恒常性を維持していると考えられている．

表　A-to-I RNA編集により変換できるコドン

編集前		A-to-I RNA編集後					
Ser	AGU/C	Gly	IGU/C				
Tyr	UAU/C	Cys	UIU/C				
Thr	ACA/C/G/U	Ala	ICA/C/G/U				
Ile	AUU/A/C	Val	IUU/A/C				
Start/Met	AUG	Val	IUG				
Stop	UAA UAG, UGA	Trp	UII UIG, UGI				
His	CAU/C	Arg	CIU/C				
Lys	AAU/C	Gly	IIA/G	Glu	IAA/G	Arg	AIA/G
Asn	AAA/G	Gly	IIU/C	Asp	IAU/C	Ser	AIU/C
Gln	CAA/G	Arg	CIA/G				
Asp	GAU/C	Gly	GIU/C				
Glu	GAA/G	Gly	GIA/G				

A-to-I RNA編集の担い手は，編集酵素である二本鎖RNA特異的アデノシンデアミナーゼ（adenosine deaminase acting on RNA：ADAR）であり，ヒトでは3種類のADAR遺伝子が同定されている（図2B）[11]．これまで編集活性が明らかにされているものは，ADAR1遺伝子[12]とADAR2遺伝子[13]の2種類である．また，ADAR1遺伝子からは，インターフェロン誘導型のADAR1p150と，恒常発現型のADAR1p110の2種類のADARタンパク質が発現する．それぞれのADARタンパク質は，触媒活性を担うデアミナーゼドメイン（deaminase domain：DD）と，複数の二本鎖RNA結合ドメイン（double stranded RNA binding domain：dsRBD）を共通ドメインとして有しており，長いdsRNA構造中のアデノシンを好んで編集する．ADAR構造のおもしろい特徴は，主に標的RNAの認識および結合を担うdsRBDと，A-to-I RNA編集反応を担うDDを分離できるという点である．

RNA編集技術の開発という視点から見た，A-to-I RNA編集機構の重要な点は，① イノシンはグアノシンとして翻訳されること，② 多くの生体プロセスの制御ができること，③ 反応は編集酵素ADARが担っていること，の3つである．つまり，ADARのA-to-I RNA編集活性を目的部位に誘導するという原理を用いることで，汎用性の高いRNA編集技術を開発できる．

A-to-I RNA編集を利用した部位特異的RNA編集技術

これまでに開発されたA-to-I RNA編集を利用したRNA編集技術には，「どのようにしてADARもしくはDDの編集活性を，設定した標的RNAの目的部位に誘導するか」という部分にそれぞれの特徴がある．これらRNA編集技術は，① ADARのDDを他のタンパク質に融合した組換えタンパク質を用いる方法と，② ADARの編集活性そのものを誘導する方法，の2種類に大きく分けることができる．どちらの方法論も，設計したガイドRNA（gRNA）を巧みに利用して，DDを標的部位に近接させることで，選択的かつ効果的なRNA編集誘導を達成している．また，任意の標的部位に対して適用できるように，gRNAに単純なアンチセンス配列を導入することで，標的部位を簡便に設定できる仕掛けが施されている．以下に具体例を紹介する．

❶ 改変型ADARタンパク質を用いたRNA編集技術

改変型ADARタンパク質を用いる方法は，ADARのDDにgRNAを融合し，アンチセンスでプログラムした目的部位にA-to-I RNA編集を誘導することができる人工のエディターゼ（editase）として機能させることを原理としている．gRNAとDDの融合は，共有結合で連結する方法と，非共有的な相互作用により複合

Next Tech Review

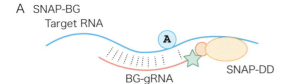
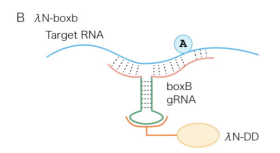
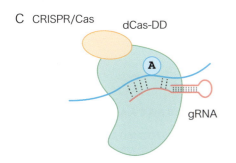

図3 改変型ADARタンパク質を用いるRNA編集導入法
改変型ADARの編集活性をgRNAで標的部位に誘導する方法を．DD-gRNAの融合に，**A**）SNAP-BGの共有結合，**B**）λNペプチドとboxB RNAの相互作用，**C**）CRISPR/Casシステムを応用した例．

体を形成させる方法がある．

はじめに報告されたのは，2012年にStafforstらが開発した，DDにSNAP-tagを融合したSNAP-DDに，gRNAの末端にベンジルグアニン（BG）を化学的に付加したBG-gRNAをSNAP-BZの反応により共有結合で連結したエディターゼである（図3A）[14]．この方法論では，gRNAにプログラムした標的部位にDDを近接させることで，高効率なRNA編集を誘導することに成功している．またこのエディターゼを使って，ヒト培養細胞や環形動物（*P. dumerilii*）内における合目的なRNA変異導入にも成功している[15)16]．

次に，DDとgRNAを非共有結合で複合体を形成させる方法を紹介する．2013年にRosenthalらは，RNA-ペプチド相互作用モチーフ[17)18]を利用して，DD-gRNA複合体を形成させる方法を開発した[19]．この方法では，DDにλNペプチドを，gRNAにはboxB RNA配列を付加することで，DD-gRNA複合体を形成させ，目的部位にRNA編集を誘導するという原理である（図3B）．前述の技術との違いは，gRNAの化学修飾を必要としないため，gRNAをプラスミドまたはウイルスを利用して細胞内で発現させることが可能であるという点である．最後に，ごく最近に開発された，CRISPR/Casシステムを巧みに利用したRNA編集技術に触れておきたい（図3C）．これまでに，切断活性を欠失させたCasタンパク質（dCasタンパク質）にさまざまなタンパク質を融合し，CRISPR RNAを用いて機能性ドメインをゲノムDNAの目的部位に誘導する方法が開発されてきた[20]．このなかで，dCas-DD融合タンパク質を用いて，ゲノムDNAにC→T変異およびA→G変異を導入する技術が開発された[21)～23]．2017年にZhangらの研究グループは，RNAを切断する活性をもつCasタンパク質（Cas13）[24]に着目し，前述dCas-DDの原理を応用したRNA編集技術を開発した[25]．この方法は，REPAIR（RNA editing for programmable A to I replacement）と名付けられた．また，オフターゲット編集の低減および，ウイルスデリバリーへの適用性を配慮した改良型Casタンパク質の構築にも成功し，REPAIRが広い分野で応用可能なRNA編集基盤技術であることが示された[25]．

❷ 天然型ADARの編集活性を誘導するRNA変異導入技術

ヒト生体内では，多くの細胞種でADARの発現がみられ，特に神経細胞では比較的その発現レベルが高く，絶えずA-to-I RNA編集が行われている[10)26]．したがって，内在的に発現しているADARの編集活性を利用できれば，組換えタンパク質を必要とせず，gRNAのみで標的部位にRNA編集を誘導できる．われわれの研究グループでは，このようなA-to-I RNA編集機構を利用した部位特異的RNA変異導入技術の開発を目的とし，これまでに天然型ヒトADAR2（hADAR2）の編集活性を標的部位に誘導するガイドRNA（編集ガイドRNA：AD-gRNA）を構築した（図4）[27]．

以下に，AD-gRNAの設計原理と編集誘導能について簡単に紹介する（図4）．hADAR2の基質RNAであ

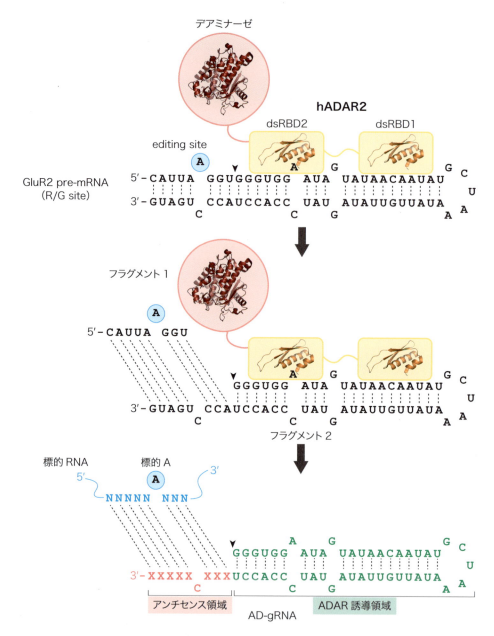

図4 天然型ADARの編集活性を標的部位に誘導する方法
gRNAを用いて天然型ADARの編集活性を標的部位に誘導する方法. hADAR2の天然編集基質RNAであるGluR2 RNAを基盤としたAD-gRNAの設計原理.

るGluR2 pre-mRNAの編集部位（R/G部位）周辺は，ステム-ループ構造を形成する．これまでの複合体構造解析結果より[28]，hADAR2のdsRBDはGluR2 RNAに対して図に示すように結合すると予想できる．ここでGluR2 RNAを，R/G部位とdsRBD結合領域の間で分割すると，編集部位を含むフラグメント1と，dsRBD結合領域とフラグメント1と相補的な配列を有するフラグメント2になる．これらのフラグメントは，互いに相補的な配列領域が塩基対を形成した場合，編集基質構造が再構築される．つまり，フラグメント1を標的RNAとすることで，フラグメント2は，標的RNAと相補的な配列領域（アンチセンス領域）と，hADAR2

Next Tech Review

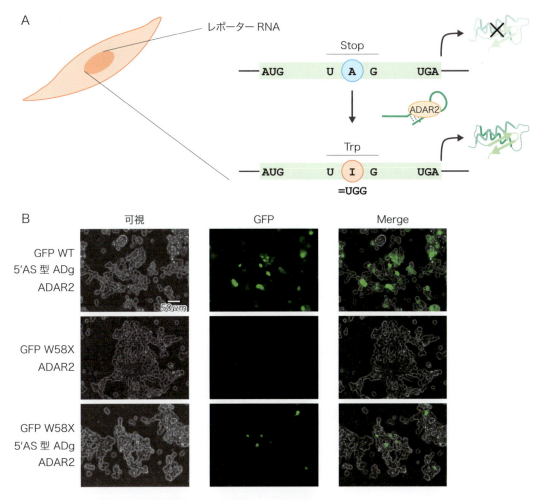

図5 AD-gRNAを用いたRNA変異導入による遺伝子機能発現制御
A) AD-gRNAの細胞内機能評価方法の概略図．蛍光レポーター（GFP_W58X）は，GFPの翻訳領域中に終止コドン（UAG）が挿入されており，編集誘導によりUAG（stop）コドンがUIG（Trp）コドンに変換された場合にのみ成熟型GFPを発現する．
B) GFP_W58X（GFP WT：野生型GFP），hADAR2，AD-gRNAの発現プラスミドをHEK293細胞に形質導入した時の蛍光顕微鏡観察結果．AD-gRNAを発現させることにより蛍光を発する細胞が観測される．（Bは文献27より転載）

と親和性を有する配列領域（ADAR誘導領域）で構成されるAD-gRNAとして得られる．この設計に従って構築したAD-gRNAは，アンチセンス領域の配列で設定した標的部位にhADAR2の編集活性を高効率に誘導することができている．また，アンチセンス領域をADAR誘導領域の3′側から5′側に変更することで，より編集誘導効率の高いgRNAが得られている．さらに，hADAR2発現細胞にAD-gRNAを導入し，RNA編集誘導による標的遺伝子の機能発現制御に成功している（図5）．これらの研究から，RNA編集機構を利用したRNA変異導入技術の基盤的方法論が示されている[27)29)]．

おわりに

本稿では，現在までに報告されているRNA編集技術，特にA-to-I RNA編集を原理とするRNA変異導入技術について紹介した．

永続的に遺伝情報を書き換えるゲノム編集技術とは対照的に，RNA編集技術は一過的な遺伝情報の書き換えを可能にする．その特徴から，特に医療応用の際には，ゲノムDNAの改変に付随する問題点を大きく緩和することができると期待できる．しかし同時に，持続的な改変効果を得るためには，絶えず供給し続けな

ければならないという側面も併せもつ．つまり，RNA編集技術は，ゲノム編集技術とは相補的な関係になる遺伝子改変技術であると言える．今回紹介したRNA編集技術は，RNA編集を基盤とする新たな疾患治療・緩和アプローチを開発するうえで，重要なプラットフォーム技術である．いずれのRNA編集技術も，これまでに *in vitro* および培養細胞内におけるRNA編集誘導には成功しており，基盤的原理の有用性は実証されている．しかしながら，今後より汎用性の高い一般的な技術として，また創薬・医療方面に展開していくためには，変異導入効率や選択性，オフターゲット編集など，改善すべき技術的な問題点も多く残っている．また，AD-gRNAについても同様に，RNA変異導入核酸という新たな核酸医薬品としての展開は大いに期待できるが，実応用を見据えたさらなる高機能化が必要である．

RNA編集技術は，ようやく基礎技術が開発され，応用研究がはじまったばかりである．それゆえに，RNAレベルでの人為的な遺伝情報変換が，細胞もしくは生体にどれくらいの影響を与えるのかについては，いまだそのほとんどが未知の領域である．今後，さまざまなライフサイエンス研究にRNA編集技術が広く用いられることで，生体内RNA編集機構そしてRNA情報のさらなる意義が見えてくるのではないかと期待している．今後もRNA編集研究に対する興味はますます大きくなるばかりである．

文献

1) Jinek M, et al：Science, 337：816-821, 2012
2) Ran FA, et al：Nat Protoc, 8：2281-2308, 2013
3) Kim YG, et al：Proc Natl Acad Sci U S A, 93：1156-1160, 1996
4) Porteus MH & Carroll D：Nat Biotechnol, 23：967-973, 2005
5) Zhang F, et al：Nat Biotechnol, 29：149-153, 2011
6) Crick F：Nature, 227：561-563, 1970
7) Peng Z, et al：Nat Biotechnol, 30：253-260, 2012
8) Bass BL：Annu Rev Biochem, 71：817-846, 2002
9) Wulff BE & Nishikura K：Wiley Interdiscip Rev RNA, 1：90-101, 2010
10) Picardi E, et al：Sci Rep, 5：14941, 2015
11) Nishikura K：Annu Rev Biochem, 79：321-349, 2010
12) Kim U, et al：Proc Natl Acad Sci U S A, 91：11457-11461, 1994
13) Melcher T, et al：Nature, 379：460-464, 1996
14) Stafforst T & Schneider MF：Angew Chem Int Ed Engl, 51：11166-11169, 2012
15) Vogel P, et al：Angew Chem Int Ed Engl, 53：6267-6271, 2014
16) Hanswillemenke A, et al：J Am Chem Soc, 137：15875-15881, 2015
17) Chattopadhyay S, et al：Proc Natl Acad Sci U S A, 92：4061-4065, 1995
18) Austin RJ, et al：J Am Chem Soc, 124：10966-10967, 2002
19) Montiel-Gonzalez MF, et al：Proc Natl Acad Sci U S A, 110：18285-18290, 2013
20) Dominguez AA, et al：Nat Rev Mol Cell Biol, 17：5-15, 2016
21) Komor AC, et al：Nature, 533：420-424, 2016
22) Gaudelli NM, et al：Nature, 551：464-471, 2017
23) Nishida K, et al：Science, 353, 2016
24) Abudayyeh OO, et al：Science, 353：aaf5573, 2016
25) Cox DBT, et al：Science, 358：1019-1027, 2017
26) Tan MH, et al：Nature, 550：249-254, 2017
27) Fukuda M, et al：Sci Rep, 7：41478, 2017
28) Stefl R, et al：Cell, 143：225-237, 2010
29) Wettengel J, et al：Nucleic Acids Res, 45：2797-2808, 2017

Profile　著者プロフィール

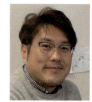

福田将虎：2002～'06年 京都大学大学院エネルギー科学研究科エネルギー基礎科学専攻博士後期課程．生物機能化学森井研究室にて，RNA-ペプチド複合体を用いた機能性分子の創製に関する研究を行う．単位取得満期退学後，'07年に学位 博士（エネルギー科学）を取得．'07～'10年，京都大学次世代開拓研究ユニット研究員，京都大学大学院エネルギー科学研究科グローバルCOEプログラム特定助教を歴任．'10年より福岡大学理学部化学科 助教．RNA編集に関する研究を開始．'18年より同 准教授．現在の研究テーマは，RNA編集機構の理解と制御およびRNA編集技術の開発．

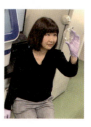

野瀬可那子：2016年福岡大学理学研究科化学専攻博士課程前期を修了後，同所属の博士課程後期に進学．現在，3年次在学中．研究テーマは，細胞内A-to-I RNA編集機構のメカニズム解明．RNA編集を利用した新たな遺伝子改変技術を確立し，より詳細なRNA編集の分子メカニズムや生理機能に迫りたい．

各研究分野を完全網羅した最新レビュー集

実験医学増刊号

年8冊発行 ［B5判］
定価（本体5,400円＋税）

Vol.36 No.7（2018年4月発行）
超高齢社会に挑む

骨格筋のメディカルサイエンス

筋疾患から代謝・全身性制御へと広がる筋研究を、健康寿命の延伸につなげる

編集／武田伸一

最新刊!!

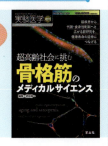

はじめに―骨格筋研究は新たな時代へ　武田伸一	〈1〉骨格筋の量と機能を決定する分子メカニズム 畑澤幸乃，亀井康富

序章　超高齢社会に向けて：骨格筋と老化研究最前線

- 〈Overview〉ヒトは筋肉から老いるか？　田中 栄
- 〈1〉ロコモティブシンドロームとサルコペニア：住民コホート研究ROADから　吉村典子
- 〈2〉フレイルとサルコペニア　小川純人
- 〈3〉筋骨格系の老化と骨折，転倒―骨粗鬆症とサルコペニア　松本浩実，萩野 浩
- 〈4〉慢性腎臓病・透析患者におけるサルコペニア―筋腎連関をめぐる最近の知見　萬代新太郎，内田信一
- 〈5〉幹細胞・前駆細胞から見る骨格筋老化―幹細胞は筋の老化にかかわるのか？　上住聡芳，上住 円
- 〈6〉ミトコンドリアからみた骨格筋の老化　小林天美，東 浩太郎，池田和博，井上 聡

第1章　骨格筋の代謝の調節機構

- 〈Overview〉骨格筋の代謝の調節機構　小川 渉
- 〈1〉骨格筋とエネルギー代謝制御　山崎広貴，吉川賢忠，田中廣壽
- 〈2〉脂肪酸代謝とがん―悪液質における筋萎縮　布川朋也
- 〈3〉糖代謝制御における骨格筋の役割　小川 渉
- 〈4〉脂質代謝と骨格筋―筋肉のオートファジーとエネルギー代謝　中川 嘉，島野 仁

第2章　骨格筋の発生と再生

- 〈Overview〉筋発生・再生研究のめざす先　深田宗一朗
- 〈1〉筋の再生能力とその進化：イモリ研究が示唆すること　千葉親文
- 〈2〉骨格筋発生の分子制御機構　佐藤貴彦
- 〈3〉筋幹細胞の維持機構解明から制御へ　竹本裕政，深田宗一朗
- 〈4〉クロマチン構造が規定する骨格筋分化　小松哲郎，大川恭行

第3章　骨格筋量・質の調節機構

- 〈Overview〉骨格筋萎縮の克服のための基礎研究　武田伸一
- 〈1〉骨格筋の量と機能を決定する分子メカニズム　畑澤幸乃，亀井康富
- 〈2〉アンドロゲンによる骨格筋制御―ドーピングから治療まで　今井祐記
- 〈3〉神経筋接合部（NMJ）の形成・維持機構と筋力低下・筋萎縮に対する新たな治療戦略　山梨裕司，江口貴大
- 〈4〉骨格筋収縮・代謝特性の制御　和田正春，秋本崇之

第4章　骨格筋の他（多）臓器連関

- 〈Overview〉生体システムの制御における骨格筋と他（多）臓器の連関　田中廣壽
- 〈1〉骨格筋活動と精神疾患　吾郷由希夫，深田宗一朗
- 〈2〉骨格筋と褐色脂肪とのクロストーク　田島一樹，梶村真吾
- 〈3〉骨と筋肉の恒常性と全身性制御　中島友紀
- 〈4〉骨格筋による局所神経免疫相互作用「ゲートウェイ反射」の活性化　上村大輔，村上正晃

第5章　骨格筋疾患研究の最前線・展望

- 〈Overview〉難治性筋疾患の治療法開発　青木吉嗣
- 〈1〉筋萎縮治療薬開発の現状　大澤 裕
- 〈2〉遺伝性筋疾患に対する治療薬開発の最先端　青木吉嗣，野口 悟
- 〈3〉リビトールリン酸糖鎖異常型筋ジストロフィーの病態解明と治療法開発　金川 基，戸田達史
- 〈4〉iPS細胞を用いた筋ジストロフィーの治療研究　櫻井英俊，佐藤優江
- 〈5〉ゲノム編集技術を利用した筋ジストロフィー研究および治療戦略　鍵田明宏，徐 淮耕，堀田秋津

第6章　骨格筋の解析技術の基本・進展

- 〈1〉骨格筋標本の作成・基本染色・電子顕微鏡的検索　埜中征哉
- 〈2〉骨格筋の定量的解析技術―筋線維数，断面積，筋線維タイプの定量解析，および，筋再生実験　上住 円，野口 悟
- 〈3〉骨格筋の機能解析（筋肥大・萎縮誘導モデル，運動・筋機能評価，筋張力測定）　谷端 淳，野口 悟
- 〈4〉骨格筋特異的Creドライバーマウスの特徴と骨格筋研究への利用　細山 徹，深田宗一朗
- 〈5〉骨格筋からのサテライト細胞の単離法　林 晋一郎，小野悠介

発行　羊土社 YODOSHA
〒101-0052　東京都千代田区神田小川町2-5-1　TEL 03(5282)1211　FAX 03(5282)1212
E-mail : eigyo@yodosha.co.jp
URL : www.yodosha.co.jp/

ご注文は最寄りの書店，または小社営業部まで

見せる、魅せる！研究3DCGアニメーション入門

第3回 動け，CG！

学会発表でときどき見る，かっこいい3DCGアニメーション．「ずいぶんお金がかかるんだろうなぁ…」いえ，今では自分でつくることもできます！本コーナーでは，研究に使える3DCGの初歩をお教えいただきます．

太田　将（米国国立衛生研究所）

今回はCinema4D（C4D）を使ってアニメーション作成の基本について解説しようと思う．身も蓋もない話をしてしまうが，よくできたイラストレーションなら，アニメーションを使うより遥かにいい場合がある．例えば，学会等でのショートトーク（発表12分，質疑応答3分）で，分子シグナルのイラストが描かれているスライドをトークのなかで用いるとしよう．イラストの最大の利点は，演者自身が講演プログラム全体の進行状況に応じて，説明量をコントロールしやすいという点だろう．もし演題プログラムが予定通りに進行しているなら，あらかじめ予定していた解説をすればいいし，時間的に余裕がなければ，特に強調したい部分のみを説明することもできる．また場合によってはそのスライドを聴衆に見せるだけで，説明をすっかり省略してしまうことすら可能だろう．これはイラストには「説明に必要なコンポーネントが1枚の図式の中にすべて収まっている」という性質があるからできることなのだ．

 動かすか，動かさざるべきか…

ところが，アニメーションではそうはいかない．通常，学会のトークで用いるアニメーションは1〜2分程度だが，トークの割り当ての時間が12分であることを考えれば，大きな時間消費である．しかも，アニメーションの進行に合わせて，解説をしなければ格好が悪い．最近は日本国内の学会であっても，トークは英語というところが多いので，いったん，言葉に詰まってしまうとアニメーションが容赦なくどんどん進行してしまい，声が遅れて聞こえることになる．また，特定の箇所のみの解説にとどめたい場合でも，そのシーンが再生されるまで待たねばならない（または早送りでそのシーンを見つけるなど操作を行う必要がある）．つまり，トークの下準備や時間配分に苦慮するので，これならいっそイラストを使った方が良いというわけだ．

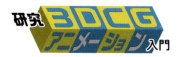

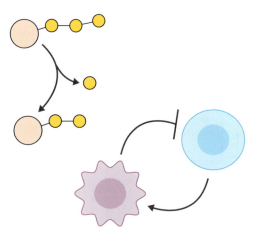

図1 「矢印」の意味は1つではない

生命科学イラストの迷役者↗

　しかし，イラストのなかにも落とし穴はある．それはイラスト中に頻繁に登場する「矢印」だ（図1）．生命科学の研究者が普段よく目にする矢印の意味は1つではなく，多くの解釈が存在する．ある時は分子のある場所からある場所への移動を示すこともあるし，時間経過による状態の変化の場合もある．また，分子−分子間の相互作用を示す場合もある．これらについてきちんと説明がなされなければ，その解釈は聴衆に委ねられ，結果として，各人によって微妙にズレた曖昧な解釈として伝わってしまう．アニメーションでは，矢印が結ぶステップの間がアニメーションによって補われるので，曖昧さは限りなく小さくなる．この辺りがアニメーションの方がイラストレーションよりも作成者の意図が伝わりやすいと言われる理由だろう．

絵コンテを描こう

　3DCGアニメーションを作るうえで，最初にすることは何か？ 人によっては必要ないと言われるものだが，私は3DCGソフトを触る前に，絵コンテを描くことからはじめることにしている．頭の中にあるぼんやりとしたイメージを，とにかく紙面に描き出すことでしっかりとしたイメージとして頭の中に定着させる．私はこの作業が良いアニメーション作成に必須条件だと思っている．このように絵コンテにはイメージの具現化という役割もあるが，アニメーションの制作を業者などに委託する場合にも，絵コンテを元にアニメーションの流れを伝えることができるので制作スタッフとの意思統一に非常に役立つ．

　図2はNotchシグナル経路のアニメーション作成の際に用いた絵コンテの一部である．通常，絵コンテは4コマ漫画のようなコマ割りがあり，その中に各シーンを描き入れていく．絵は下

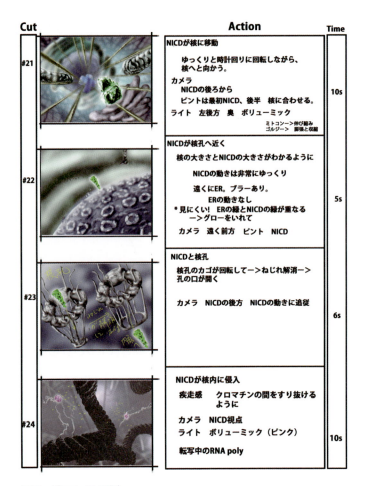

図2 絵コンテの例
Notch the Movie（https://youtu.be/5Ogh_q4yo5M）の0:43～0:56のシーンに相当．

手でもラフでも全く構わない．重要なことはコマ割りの上から下へ映像の流れを意識して描くこと，そしてシーンのなかで何が主体で，どんなものがどこにあるのかを後から見直してもわかるように描くことである．

　この絵コンテは，Notch受容体の細胞内ドメインNICDが細胞質内を移動して，核移行するアニメーションの流れであり，このアニメーションで主体となるものはNICD（緑のヤツ）で，シーンの中心になるオブジェクトである．通常用いられるNotchシグナルのスキームでは細胞質内にあったNICDは，矢印の先の核内にいつの間にか移行しているのだが，アニメーションでは，ここで考えを巡らさなければならない．

　例えば…

　NICDが細胞質を移動していくときに，その周囲にはどんなものが見えるだろうか？ きっと遠くに核が見えるだろう．核の周囲にはERが覆っているはずだ．ゴルジ体やミトコンドリアも見えるかもしれない．

　…などと想像し，そのシーンに映り込むオブジェクトを描き入れ，世界観を作り込んでいく．またカメラワークもシーンを演出する重要な要素だ．2コマ目では，核がいかに巨大で（とは

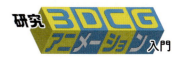

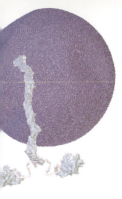

言っても肉眼では見れないのだが），それに対してシグナル分子がいかに小さいのかを対比できるようなカメラの設定を取り入れた．

こういったカメラ・ライトの設定条件や突発的な思い付きなどはコマ割りの横にある備考欄に書いておくと良い．この備考欄にはその他にシーンの内容の説明，オブジェクトの動き，カメラワークや照明の設定，シーンの再生時間などの補足情報を書き込む．また，ついつい疎かになりがちな脇役たちの動きについても記載しておくと備忘録として後あと役に立つ．このNIDCの核移行のアニメーションでもミトコンドリアやゴルジ体など脇役のアニメーション設定を箇条書きにして後で見直すために残している．オルガネラにもゆっくりとした変化がある方が，細胞が活きいきとして見えるアニメーションになるのだ．

Cinema4Dを使ったアニメーション作成

アニメーションといえば，パラパラ漫画を思い浮かべる方も多いと思う．パラパラ漫画はノートなどの重ねられた一連の紙に少しずつずらした絵を描き，素早く紙をめくることで生じる残像が動いて見える錯覚を利用したものである．このような錯覚を利用する手法は，基本的に3DCGアニメーションでも同じである．しかし，パラパラ漫画との大きな違いは，1枚，1枚の絵を描く必要はないということである．

C4Dには数多くのアニメーション機能が搭載されているが，そのなかで最も代表的で，かつ多用されるものにキーフレームアニメーションとMoGraph（モーグラフ）がある．

◆キーフレームアニメーション

キーフレームアニメーションでは，オブジェクトの位置，回転，スケール，色彩などのすべてのパラメータをタイムシーケンスの要所ごとに記録し（キーを打つ），それらのキーの間はコンピュータが自動的に補完する．図3のようなタンパク質分子同士が結合して二量体を形成し，核へと移行するアニメーションを例として挙げると，アニメーションの開始（フレーム0）の時のタンパク質分子のパラメータを記録する．次に両タンパク質分子が結合するフレーム60の時のパラメータを記録する．最後に，アニメーションの最後であるフレーム240の時のタンパク質分子のパラメータを記録する．このようにわずか3つのキーフレームを打つだけで，8秒間のアニメーションがアッという間にできてしまう．キーフレームアニメションは個々のオブジェクトに対して，非常に自由度の高いアニメーション設定を与えることができるが，キー打ちは手作業で行う必要があるので，オブジェクトが数百，数千もある場合にはとても対応できない．

◆MoGraph

このような場合には，MoGraph（モーグラフ）とよばれる機能を使う．MoGraphは任意のオブジェクトを参照してクローン（複製）を作り，それらクローンにエフェクトを与えて効率良くアニメーションさせることを前提として搭載されている機能である．生命科学系のアニメーションの作成では，ユニットを大量に複製して，アニメーションさせるケースが頻繁に生じる．例えば，細胞膜，DNA，微小管やアクチンフィラメントとといった細胞内のコンポーネント…これらは全てリン脂質，ヌクレオシド，tubulin，actinといった基本ユニットが無数に連結した集合体だ．このようなオブジェクトのアニメーションにMoGraphは非常に有効である．

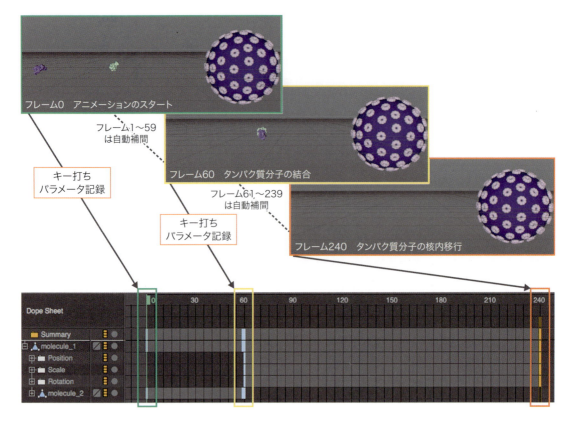

図3 キーフレームアニメーションの基礎
タンパク質分子が二量体を形成し,核移行するキーフレームアニメーションの設定.アニメーション初期パラメータ値を記録する(緑).フレーム0にキーを打つとキーフレームマネジャーにキーが記録される.フレーム60で,タンパク質同士が接する.ここでキー打ちをして,パラメータを記録する(黄色).最終フレーム240でキー打ちして,タンパク質分子の最終パラメータを記録する(赤).3つのキーのみで量タンパク質が接近する→結合→核移行の流れのアニメーションが作成される.

　MoGraphの基本的な操作方法についてはチュートリアルを参照をしていただきたいのだが,**図4**にMoGraphの使用例をいくつか示した.クローナーとランダムエフェクターを使えば,細胞表面に局在する膜結合型のタンパク質やリン脂質二重膜などの同じ形状が無数にあるようなオブジェクトのアニメーションをキー打ちなしで作成することが可能である.また複数のエフェクターをうまく組み合わせることで,アクチンが徐々に重合していき,アクチンファイバーを形成するといったアニメーションも容易に作成できる.

技は見て盗む,3DCG道

　3DCGソフトを使ったアニメーションの作成では,コンピューターがほとんどの画像を自動的に作成してくれる.しかし,パラメータの設定などは試行錯誤を繰り返して適切な条件を見つける根気のいる作業だ.また,はじめてアニメーションを作成するときなど,どんなシーンを作れば見映えが良くなるのかなど難しい点はいろいろあるだろう.
　そういう時はプロの作品を参考にカメラワークやライティング,オブジェクトの見せ方など

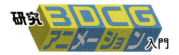

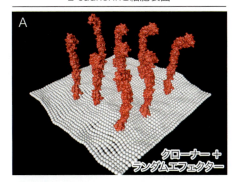

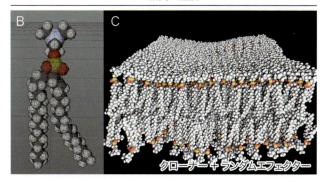

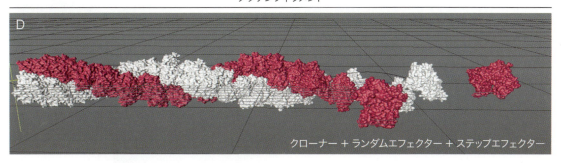

図4　Mographの使用例
クローナーとエフェクターの効果．**A**）クローナーとランダムエフェクターの使用例1．カドヘリン分子（ePMVを使って3Dモデルをダウンロードした）を細胞表面のモデル上にランダムに配置した．**B**，**C**）クローナーとランダムエフェクターの使用例2．リン脂質のモデル（B）を800個複製して，リン脂質二重膜を作成した．**D**）クローナー＋ランダムエフェクター＋ディレイエフェクター＋ステップエフェクターの使用例．アクチンが重合してフィラメントを形成するアニメーションを作成．

を参考にしてみてはどうだろうか？　私のオススメはJohn Lieblerだ（www.youtube.com/watch?v=2JxBxLiIcTU）．The Inner Life of The Cellのリードアニメーターを務めた彼は，今はArt of Cellという自身のスタジオを立ち上げmedical scientific animatorとして活動している．作品の特徴は何と言っても鮮やかな色使いと霧のかかったような空間に遠くから差し込んでくる光を効果的に使った，細胞の中の小さく広大な世界感の演出にある．また，あえて焦点深度の浅いカメラ設定をすることで，見る人の目が自然と対象のオブジェクトに向くように計算されている．アニメーションの作成には多くの手間がかかるが，自分の思うような表現ができた時には，何ものにも変えがたい喜びがある．実験の合間などにぜひ，挑戦してしてみてはいかがだろうか？

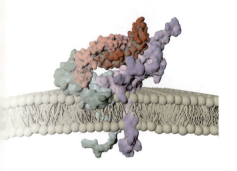

太田 将（Sho Ohta）

2006年，熊本大学医学部博士課程卒業．'07〜'17年，州立ユタ大学 Gary Schoenwolf 研究室所属．'18年から米国国立衛生研究所（NIH），Doris Wu 研究室リサーチフェロー．内耳形態形成の分子メカニズムの研究をメインに行い，その傍らで，発生現象や細胞の分子経路などを解りやすく，3DCGを使って映像化する試みを行っている．

チュートリアル動画のご案内

本連載で紹介しているCinema4Dについて，初学者向けのチュートリアル動画（各10分程度）を太田先生に作成いただきました！本文では紹介しきれなかった，インストールの詳細や最初の一歩のHow Toを解説いただいています．

① キーフレームアニメーションの基本
② モーグラフの基本―クローナーとランダムエフェクター―
③ モーグラフの応用―アクチンフィラメント形成アニメーション―

連載進行に応じて追加される予定ですので，お楽しみに！

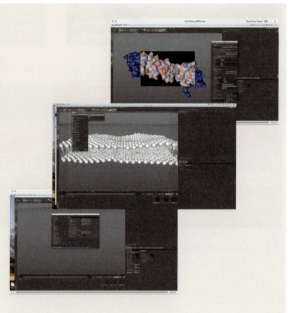

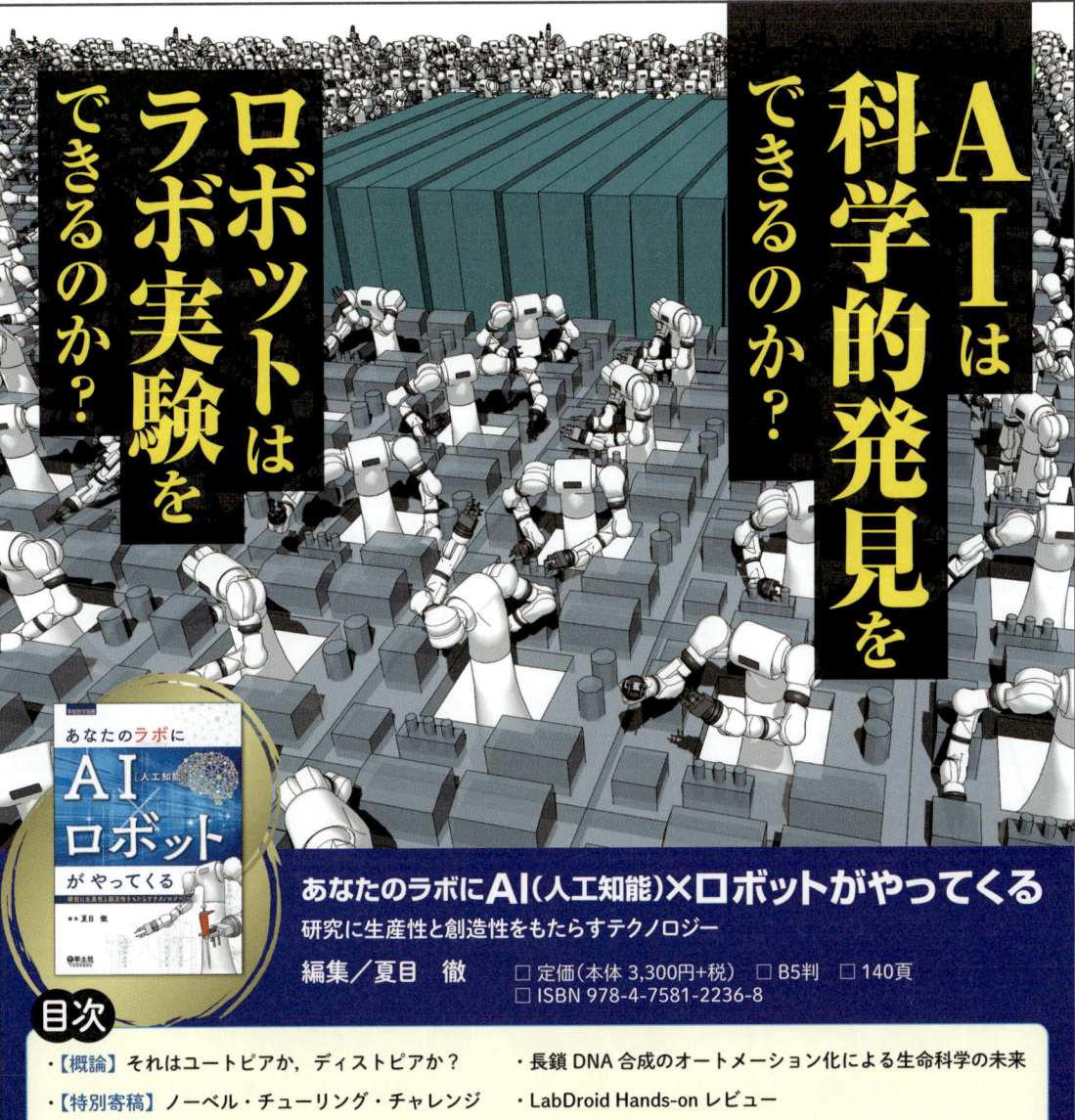

あなたのラボにAI（人工知能）×ロボットがやってくる
研究に生産性と創造性をもたらすテクノロジー

編集／夏目 徹

☐ 定価（本体 3,300円+税）　☐ B5判　☐ 140頁
☐ ISBN 978-4-7581-2236-8

発行　**羊土社 YODOSHA**　〒101-0052　東京都千代田区神田小川町2-5-1　TEL 03(5282)1211　FAX 03(5282)1212
E-mail：eigyo@yodosha.co.jp
URL：www.yodosha.co.jp/

ご注文は最寄りの書店，または小社営業部まで

初出展50社を加え350社が出展
招待券申込（無料）受付中

BIO tech 2018
第17回 バイオ・ライフサイエンス研究展

iPS細胞、CAR-Tなどセミナー180講演 事前申込制

基調講演 BIO-K 日本・世界のバイオ研究の最前線

座長 東京大学 新井 賢一

医学研究におけるAMEDのミッション
(国研)日本医療研究開発機構
理事
菱山 豊

がんプレシジョン医療の展望
シカゴ大学
医学部内科・外科 教授／
個別化医療センター 副センター長
中村 祐輔

6月27日[水]12:30～14:10

バイオイノベーションの新フロンティア
～グローバルR&D戦略の難題と展望～
Pfizer Inc.
ワールドワイドR&D
External Science & Innovation ジャパン (ES&I-J)
統括部長
瀬尾 亨

特別講演 BIO-S2 iPS細胞を用いた病態と創薬研究

座長 慶應義塾大学 岡野 栄之

iPS細胞を活用した病態解明から創薬
京都大学
iPS細胞研究所 副所長／
ウイルス・再生医科学研究所
教授
戸口田 淳也

6月28日[木]9:30～11:00

iPS細胞を用いた創薬研究
～T-CiRA産学共同研究を中心に～
武田薬品工業(株)
再生医療ユニット(T-CiRA)
リサーチマネジャー
中西 淳

特別講演 BIO-S6 医薬品産業とがんゲノム医療の将来展望

座長 三重大学 登 勉

医薬品産業を取り巻く情勢について
厚生労働省
医政局 経済課長
三浦 明

6月29日[金]15:00～16:30

がんゲノム医療
～Project HOPE 4000例の経験と創薬へのヒント～
静岡県立
静岡がんセンター
総長室 総長／
研究所 所長
山口 建

※敬称略。2018年3月8日現在。都合により講師、プログラムの内容が変更になる場合がございます。なお、掲載枠上、講師の役職・所属を省略している場合もございます。

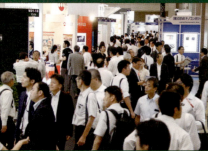
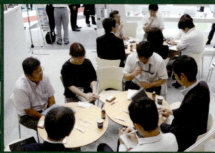
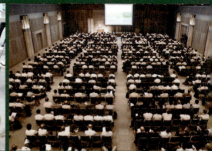

会 期: 2018年 6月 27日[水] ～ 29日[金] 10:00～18:00 (29日[金]のみ17:00終了)
会 場: 東京ビッグサイト　**主催:** リード エグジビション ジャパン株式会社

同時開催: 第12回 医薬品原料 国際展 —in-PHARMA JAPAN— 　第31回 インターフェックス ジャパン
第3回 ドリンク ジャパン —飲料 液状食品 開発・製造 展— 　第2回 バイオ医薬 EXPO

招待券請求（無料）はこちら　`BIO tech` 検索
招待券をお持ちでない場合、入場料 ¥5,000/人

写真は前回（2017年6月）会場の様子。掲載の出展社数（共同出展社を含む）・講演数（同時開催展を含む）は、2018年3月20日時点の最終見込み数であり、開催時には増減の可能性があります。

〒163-0570 東京都新宿区西新宿1-26-2 新宿野村ビル18階

セミナー

世界的権威が登壇する基調講演、注目の最新トピックを網羅した特別講演を開催。

アドバイザリーコミッティ（敬称略・順不同）
下記の方々により最先端技術のセミナープログラムが企画されます。

- **委員長** 東京大学 名誉教授／SBIバイオテック(株) 取締役会長　新井 賢一
- **委員** カリフォルニア大学 サンディエゴ校医学部 内科学講座消化器内科分野 教授　清野 宏
- 慶應義塾大学 大学院医学研究科 委員長／医学部生理学 教授　岡野 栄之
- 東京大学 先端科学技術研究センター システム生物医学分野 教授　児玉 龍彦
- 東京大学 名誉教授 生産技術研究所 炎症・免疫制御学社会連携研究部門 特任教授　谷口 維紹
- 東京大学 大学院理学系研究科 生物科学専攻 教授　濡木 理
- 三重大学 名誉教授　登 勉
- ヒューマンサイエンス振興財団 会長　竹中 登一
- 協和発酵キリン(株) 常務執行役員 法務・知的財産部長　設楽 研也
- 中外製薬(株) 上席執行役員 研究・トランスレーショナル クリニカルリサーチ管掌　岡部 尚文
- ペプチドリーム(株) 代表取締役会長　窪田 規一
- (株)ソニーコンピュータサイエンス研究所 シニアリサーチャー　桜田 一洋

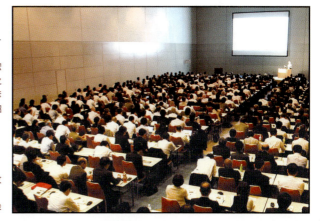

展示会

初出展50社を加え350社が出展。医薬品メーカー、大学の研究者などが全国から来場。会場では実機展示・サンプルを見ながら商談が行えます。

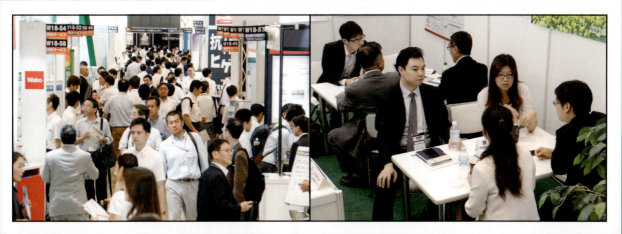

アカデミック フォーラム

総勢110研究室が最新の研究成果を毎日発表。ポスター展示では発表者と直接ディスカッションが行えます。

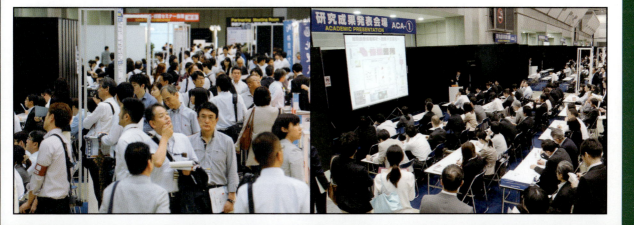

掲載の出展社数(共同出展社を含む)は、2018年3月20日時点の最終見込み数であり、開催時には増減の可能性があります。※予定

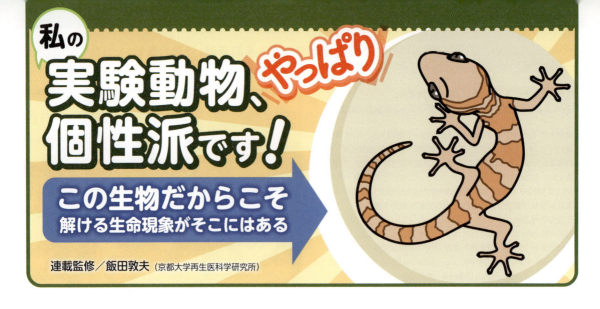

第5回 オミクス解析にも応える実験動物 ソメワケササクレヤモリ
ニワトリに代わる哺乳類の比較対象として

原 雄一郎，清成　寛，工樂樹洋（理化学研究所生命機能科学研究センター）

伝統的な実験生物との対等な比較をめざす

　哺乳類において比較対象となる最も近縁な実験動物といえば，ニワトリをまず思い浮かべるでしょう．しかし，鳥類は爬虫類から派生した分類群であり，翼や嘴など特殊化した形態をもっています．またごく最近の研究から，鳥類のゲノムアセンブリにおいては，高いGC含量などによってシークエンシングが技術的に困難な領域がかなり抜け落ちていることもわかってきました．したがって，系統学的に鳥類の祖先とされる爬虫類に実験動物を求めることには大きな意味があります．

　今回紹介するソメワケササクレヤモリ（Paroedura picta）は，爬虫類の実験動物として，哺乳類や鳥類の実験生物にみられる生命現象の進化的起源を理解するために徐々に用いられるようになってきています．ソメワケササクレヤモリにおいて，伝統的に用いられている実験動物であるマウスやニワトリとの同等の精度で比較を実現するには，生体試料の安定供給，胚発生段階の記載や実験方法など知識の蓄積はもちろんのこと，高精度なゲノム配列の構築も欠かせません．今回は，「ちょっと地味な（だけど重要な役割をもつ）実験動物」から全ゲノム解析にアプローチするという，本連載のいつものテイストとは少し違う話題を提供しようと思います．

発生生物学で活躍するソメワケササクレヤモリ

　ソメワケササクレヤモリは，爬虫綱有鱗目ヤモリ科に属するマダガスカル島原産の種です．名前どおり「染め分け」られた美しい体表の模様と容易な飼育からペットとしても人気があります．飼育方法は京都府立医科大学の野村真先生の総説に詳しいです[1]．理化学研究所神戸キャンパスの動物施設では，温度28℃，湿度40％の環境のもと，カルシウムパウダーを添加したコオロギを与えて飼育しています（図1A）．

　ソメワケササクレヤモリは，交配する季節が限られるスッポンや，産卵間隔や抱卵時の発生期間が長いヒョウモントカゲモドキなどこれまで動物実験に用いられた爬虫類と比較しても，実験動物として非常に優

生物のプロフィール

和 名	ソメワケササクレヤモリ
学 名	*Paroedura picta*
分 類	脊索動物門／爬虫綱／有鱗目／ヤモリ科／ササクレヤモリ属
分 布	マダガスカル島南西部
生息環境	地上性．低地の低木林に棲む．
体 長	12～15 cm
寿 命	5～7年
主 食	昆虫（コオロギ，ゴキブリなど）
趾下薄板	あまり発達しておらず壁面を登るのは苦手
ゲノム情報	アセンブリサイズ 1.69 Gb，ハプロイドゲノムサイズ 1.80Gb，推定遺伝子数 27,039

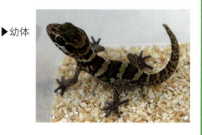
▶ 幼体

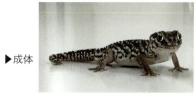
▶ 成体

A 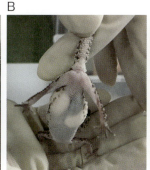 B C 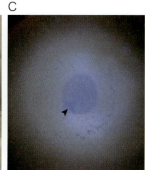 D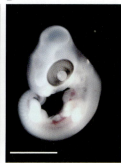

図1　ソメワケササクレヤモリの飼育環境と胚発生
A）理化学研究所神戸キャンパスでの飼育環境．インキュベーターに飼育ケージがずらりと並ぶ．B）抱卵しているメス個体．C）前の産卵から6日後（前の産卵から5日後に摘出，*ex ovo* で27時間飼育）の胚．卵黄の上にあり，矢頭は原口を示す（吉田道生博士，梶川絵理子氏より提供）．D）産卵9日後の胚．スケールバー＝2.0 mm．

れた特徴をもっています．ソメワケササクレヤモリは約6カ月で性成熟し，飼育下では季節を問わず1回の交尾で数カ月にわたって10日おきに1～2個ずつ産卵します（図1B）．産卵から孵化までは約60日です．また，発生の比較的初期の段階で卵が産まれるため，多くの場合には母体を犠牲にすることなく胚を採取できます．また，おおよそ正確な産卵の周期性により産卵前の初期胚に起きる発生過程の時期を再現性よく予測でき，例えば原腸陥入が「直前の産卵から6日後」の胚に起きると見当をつけられます（図1C）．加えて，有鱗目の生物のなかでは比較的堅い卵殻をもっており，卵殻を部分的に開けて行う *in ovo* 実験も可能です．胚を用いて，*in situ* ハイブリダイゼーションなどによる一般的な遺伝子発現実験だけでなく，先述の野村先生によって確立されたエレクトロポレーションによる遺伝子導入実験もできるようになりました[2]．

日本におけるソメワケササクレヤモリを用いた動物実験は，2004年に東北大学の田村宏治先生の研究室に導入された1つがいから本格的に行われ，発生段階表はこの系統を用いて作成されました（図1D）[3)4)]．現在理化学研究所神戸キャンパスでは，この最初のつがいに由来する個体間のみで交配した集団が飼育され，所内外の多くの研究者に分与されています．

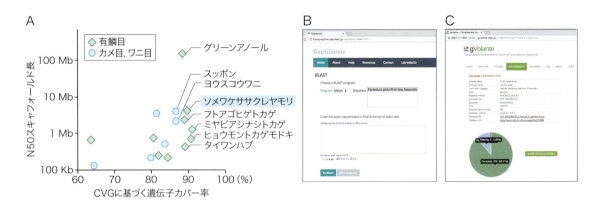

図2 ゲノムアセンブリの評価および公開しているウェブツール
A）爬虫類ゲノムアセンブリの評価．横軸はリファレンス遺伝子の復元率を，縦軸はアセンブリのつながり具合を示す．B）ソメワケササクレヤモリの配列レポジトリReptiliomix（http://transcriptome.cdb.riken.jp/reptiliomix/）．C）ゲノムアセンブリの評価ウェブツールgVolante（ジーボランチ：https://gvolante.riken.jp/）

高精度なゲノム情報を得るために

前述のように，実験動物として高い潜在性をもつソメワケササクレヤモリが活用される環境が整ってきました．一方で，オミクスを含む分子レベルの解析ニーズにも応えうる実験動物としての汎用性を高めるには，ゲノム配列情報の整備が欠かせません．次世代シークエンス技術の運用拠点を担うわれわれは，ソメワケササクレヤモリ胚を発生学の研究に役立てることをめざし，RNA-seq配列データに基づいて，胚発生時に発現する遺伝子のカタログを作成しました[5]．独自に用意したウェブサーバReptiliomix（エスペラント語で爬虫類＋オミクスの造語）において de novo トランスクリプトームアセンブリを公開しており，配列の取得および相同性探索が可能です（**図2B**）．しかし，この配列セットは，胚発生時に発現しない遺伝子を含まないため，他の生物種との比較解析を多様な分野に適用するには不十分でした．そこでわれわれは，ソメワケササクレヤモリの全ゲノム解読に本格的に着手しました．

ソメワケササクレヤモリのゲノム解読は，われわれの研究室に備わっているDNAシークエンサーIllumina HiSeq 1500およびMiSeqを用いて行いました．ゲノム解読にかかわったのは研究室内のスタッフ3人という少人数ながらも，ゲノム情報の精度に妥協することなく実験と解析を進めました．われわれは，高精度な

ゲノム情報を効率よく得るべく，サンプル調製プロトコールおよびアセンブリの評価方法を見直すことにしました．まずシークエンシングに先立ち，メイトペアライブラリ作製のプロトコールを改変し効率化を実現しました[6]．このプロトコールは研究室のウェブページで公開されています（http://www2.clst.riken.jp/phylo/imate.html）．ソメワケササクレヤモリゲノムの解読では，ゲノムサイズの75倍の塩基数に相当するペアエンドライブラリとメイトペアライブラリをシークエンシングし，東京工業大学の梶谷嶺博士らが開発したプログラムPlatanusを用いてアセンブルを実行しました．

シークエンシングを重ね，アセンブリプログラムのパラメータを変え，試行錯誤をくり返す過程で何通りかのゲノムアセンブリが作成されます．そういった場合には，これらの中から最も優れているアセンブリを選び，さらに他生物種のアセンブリとも比較して十分なつながり具合と網羅性をもつか検証を行う必要が生じます．ゲノムアセンブリの精度を測る指標には，アセンブリ配列長の分布に基づく値（N50）の他に，アセンブリに復元される遺伝子の割合が広く使われています．われわれは，後者の指標において脊椎動物に特化した評価基準を提案しました（コラムを参照）．最終的に1.69 Gbのソメワケササクレヤモリのゲノムアセンブリが得られ，このアセンブリは，既存の他の爬虫類ゲノムアセンブリと比較して，N50スキャフォール

ド長，復元される遺伝子の割合ともに高い値を示しました（**図2A**）．ソメワケササクレヤモリの全ゲノム解析の結果を報告する論文を最近出版し，ゲノム配列を公開しました[7]．

ソメワケササクレヤモリを用いる生物学の未来

実験動物を用いて解き明かしたいことの一つが，それぞれの生物が進化した過程で獲得した「おもしろい」現象であることは，この連載で紹介された数々の生物からも想像に難くありません．一方で実験動物は，広い分類群のなかにまばらに存在するマウスやハエなどのいわゆる"モデル"生物を橋渡しして，そこに発見された生命現象が普遍性をもち得るかを検証するための比較対象としても有用です．

われわれがソメワケササクレヤモリに期待した役割は，「橋渡し」から新たな発見を得ることでした．ところが，ヤモリ科あるいはササクレヤモリ属特有の表現型に興味をもつ研究者にも注目されるなど，生物資源および大規模配列の利用が予想外に広まりつつあります．さらにわれわれは，Hi-Cデータ（クロマチン相互作用情報）による染色体スケールでのゲノム配列の構築にも取り組んでいます．染色体スケールにつながっ

たソメワケササクレヤモリゲノムアセンブリを用いることにより，大域的なゲノム比較が可能な数少ない爬虫類の実験動物として有用性が増すと期待されます．

文献

1）野村　真：生命科学実験動物としてのソメワケササクレヤモリの飼育・繁殖方法 , Studia Humana et Naturalia, 50：49-56, 2017
2）Nomura T, et al：Genetic manipulation of reptilian embryos: toward an understanding of cortical development and evolution. Front Neurosci, 9：45, 2015
3）Noro M, et al：Normal developmental stages of the Madagascar ground gecko Paroedura pictus with special reference to limb morphogenesis. Dev Dyn, 238：100-109, 2009
4）Yoshida M, et al：Conserved and divergent expression patterns of markers of axial development in reptilian embryos: Chinese soft-shell turtle and Madagascar ground gecko. Dev Biol, 415：122-142, 2016
5）Hara Y, et al：Optimizing and benchmarking de novo transcriptome sequencing: from library preparation to assembly evaluation. BMC Genomics, 16：977, 2015
6）Tatsumi K, et al：Optimization and cost-saving in tagmentation-based mate-pair library preparation and sequencing. Biotechniques, 58：253-257, 2015
7）Hara Y, et al：Madagascar ground gecko genome analysis characterizes asymmetric fates of duplicated genes. BMC Biol, 16：40, 2018
8）Nishimura O, et al：gVolante for standardizing completeness assessment of genome and transcriptome assemblies. Bioinformatics, 33：3635-3637, 2017

コラム　ゲノムの進化史を考慮してアセンブリ配列の完成度を評価する

アセンブリの網羅度には，対象種を含む分類群で「あらゆる種が1コピーのみ保持するとされる遺伝子」のなかから復元される遺伝子の割合を指標とします．しかし，その分類群の範囲が広すぎると，対象とする遺伝子に重複や欠失がしばしば見つかってしまいます．重複した遺伝子では，複数のうち1遺伝子でも同定されればその存在をカウントされるため評価の感度が低下し，遺伝子の欠失はアセンブリの不完全性と見分けがつきません．評価の精度に大きな影響を与える例が脊椎動物初期に起きた全ゲノム重複です．われわれは，円口類や軟骨魚類を含む29種の脊椎動物に厳密に1コピーのみ保持される遺伝子からなる，全ゲノム重複の影響を受けずに脊椎動物のゲノムアセンブリを評価できるリファレンス遺伝子セット（Core Vertebrate Gene, CVG）を提案し，実際にアセンブリを高精度に評価できることを示しました[5]．さらに，アセンブリを評価する一連の解析をマウスクリックだけで実行できるウェブツールgVolanteを公開しています（**図2C**）[8]．

プロフィール

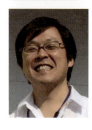

原 雄一郎
理化学研究所 生命機能科学研究センター 分子配列比較解析ユニット 基礎科学特別研究員

京都大学理学部卒業，総合研究大学院大学先導科学研究科にて博士号（学術）取得．産業技術総合研究所バイオメディシナル情報研究センターを経て，理化学研究所発生・再生科学総合研究センター 研究員，後2018年より現職．専門は分子進化学と比較ゲノム学．ゲノムに内在する進化のメカニズムを解き明かすのが目標．長らく配列解析一筋であったが，一昨年よりマイクロピペットを握りFACSを動かす．

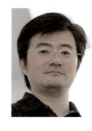

工樂樹洋
理化学研究所 生命機能科学研究センター 分子配列比較解析ユニット ユニットリーダー

奈良県奈良市出身．2004年 京都大学大学院理学研究科生物科学専攻単位取得認定退学後'05年に博士号（理学）取得．理化学研究所研究員などを経て，'07年よりドイツ・コンスタンツ大学教員，'12年より現職（組織再編により所属名2度変更）．分子系統学，進化発生学，ゲノム情報学，そして，海洋生物学のはざまで，流行りものよりも，独特かつ重要な研究対象を追いかけている．DNA解析拠点を指揮し，技術に近いからこそ実現できる研究スタイルを日々模索中．
E-mail：shigehiro.kuraku@riken.jp

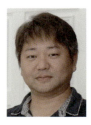

清成　寛
理化学研究所 生命機能科学研究センター 生体モデル開発ユニット ユニットリーダー

鳥取大学医学部生命科学科卒業．熊本大学大学院自然科学研究科にて博士号取得．2014年より理化学研究所 発生・再生科学総合研究センター 動物実験支援ユニット，'15年より同ライフサイエンス技術基盤研究センター 生体モデル開発ユニット（ともにユニットリーダー）を経て，'18年より現職．現在，マウスを中心とした遺伝子改変動物の作製および作製技術開発，ヤモリの他に，スンクス，オポッサムなど新規モデル動物の開発を行っている．

次回（7月号掲載予定）▶▶▶「トゲネズミを用いた研究（仮）」 黒岩麻里　お楽しみに！

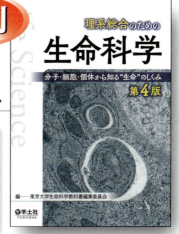
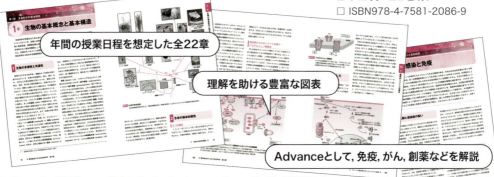
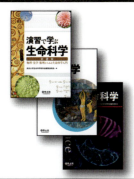

創薬に懸ける

日本発シーズ、咲くや？咲かざるや？

企画／松島綱治（東京大学大学院医学系研究科）

第10話 ユニークな創薬戦略により見出されたMEK阻害剤トラメチニブ

京都府立医科大学分子標的癌予防医学　酒井敏行
JT医薬総合研究所生物研究所　山口尚之

> **トラメチニブとは…**
> トラメチニブは，京都府立医科大学とJT医薬総合研究所の共同研究で見出されたファースト・イン・クラスのMEK阻害剤である．現在，進行性BRAF変異メラノーマ患者と進行性BRAF変異非小細胞肺がん患者に対して，単剤，もしくはBRAF阻害剤ダブラフェニブとの併用にて承認されている．特にメラノーマにおいては，ダブラフェニブとの併用により，旧来の抗がん剤に比して奏効率や生存率が著明に改善したことから，ダブラフェニブとトラメチニブの併用療法は，NCCNガイドラインにおいて転移例または切除不能例メラノーマに対する全身療法でカテゴリー1に推奨されている．

はじめに

　約20年くらい前までは，発がん機構を解明しても，それをもとに有効な抗がん剤の創薬は困難ではないかと考えられていた．しかしながら，それぞれの発がん原因分子に対するがん分子標的薬が次々と登場し，今ではがん治療の主流になりつつある．臨床試験の組み方一つにしても，最近では分子レベルの基礎的論文を参考にすることが多くなった．ようやく，基礎研究と臨床研究が連動してきたことはたいへん嬉しく思っている．

　さて，RAF–MEK経路は，西田栄介先生や後藤由季子先生らが明らかにされた細胞増殖に必須の経路であり，多くのがん細胞において活性化されている．したがって，多くのがん分子標的薬が細胞膜のがん遺伝子産物などを標的にしているのに比して，このRAF–MEK経路を抑制する分子標的薬は，多くのがんに有効な薬剤になる可能性を秘めている．しかしながら，MEK阻害剤はトラメチニブ以前にも開発され，臨床試験が行われたものの，その有効性の証明と承認に至ることはなかった．したがって，トラメチニブの承認以前の分子標的薬の教科書では，MEK阻害剤は臨床では無効であると記載されていた．それに対して，トラメチニブは世界ではじめて進行性BRAF変異メラノーマ患者を対象に第Ⅲ相臨床試験で生存率の延長が証明され，2013年5月に米国FDAから承認され，メキニストという商品名で使用されるようになった．なぜわれわれが見出したMEK阻害剤トラメチニブが有効であったかは明らかではないが，キナーゼ阻害剤探索の定法ともいえるキナーゼ活性を指標としたcell-free assayによる化合物探索を採用せず，独自のcell-based assayを用いたためではないかと推察している．今回は，トラメチニブの発見に至った経緯と現在の使用状況などについて述べることとする．

産学連携研究がスタートするまで

1990年代の終わり近くだったと思うが，JT医薬総合研究所の所員が京都府立医大の酒井を訪問した．そのときに酒井らがどのような研究をしているのか聞かれ，がん抑制遺伝子RBを活性化型にする種々のサイクリン依存性キナーゼ（CDK）阻害因子の発現を上昇させることによりがん分子標的薬を発見するという独自の方法を開発している旨を伝えた．その訪問をきっかけとして，JT医薬総合研究所での講演機会が実現した．研究内容に対する関心は得られたもののスクリーニングはスタートせず，さらに約2年後，再び共同研究の話しあいがはじまった．それから，1年数カ月にわたり，JT医薬総合研究所で酒井のスクリーニング系の是非について，外部の専門家に対する意見聴取を含めた検討が進み，ようやく共同研究がスタートするに至った．

トラメチニブを見出すまで

このスクリーニングは，CDK阻害因子p15のmRNAレベルでの発現誘導物質を探索するcell-based assayを用いて行われた．このスクリーニングの意味は，p15の発現増強薬により多くのがん細胞で失活しているRBタンパク質を活性化型にすることで制がん効果が期待できるということと，がん抑制遺伝子p16が失活している多くのがんにおいて，p16のファミリーであるp15の発現を上昇させることで，失活したp16の機能を代償できるかもしれないということであった．実際，最終的に得られたMEK阻害剤トラメチニブは，p16の失活頻度の高いメラノーマに適応になったことから，この仮説も正しかったのかもしれないと考えている．

さて，まずこのスクリーニング系で最初に見出されたヒット化合物のなかに，代表的な細胞膜のがん遺伝子EGFRに対する阻害剤であるゲフィチニブと類似した部位を有する化合物が存在していた．後日，ゲフィチニブそのもので検討したところ，EGFRキナーゼ活性を阻害することでRAF-MEK経路を抑制してp15の発現を上昇させることを確認できた[1]．このことは，われわれのスクリーニング系で，実際に使用されているがん分子標的薬を見出しうることを示している．その

図　トラメチニブの構造式

後，得られたヒット化合物のなかから，一定の抗腫瘍効果がin vitroで認められた化合物をリード化合物として選抜して，リード最適化が開始された．同社化学研究所の阿部博行らにより精力的に合成展開が行われ，in vivoで強力な抗腫瘍効果を有する化合物JTP-74057（後のGSK1120212/トラメチニブ，図）や類縁体のJTP-70902が見出された．同社医薬探索研究所の吉田孝行らが，ケミカルバイオロジー手法を活用して，化合物が直接結合する分子を同定したところ，MEK1/2が見出された．実際にin vitroでMEKのキナーゼ活性を阻害することが確認され，これらの化合物がMEK阻害剤であることが判明した[2]〜[5]．その後，JTP-74057は，グラクソ・スミスクライン（GSK）社に導出され，臨床開発が行われた（表）．

トラメチニブの臨床開発と現状

表にあるように，トラメチニブは2006年にGSK社に導出後，2008年に臨床試験に入り，第Ⅰ相試験，第Ⅱ相試験，第Ⅲ相試験をすべて約1年で終了し，2013年には進行性BRAF変異メラノーマ患者を対象に米国FDAからメキニストの商品名で承認された．2014年にはEUでも承認され，ノバルティスファーマ社に移管された後，2016年には日本でも承認された．その結果，進行性BRAF変異メラノーマ患者に対する旧来の抗がん剤の奏効率が約5％であったのに対し，トラメチニブとBRAF阻害剤ダブラフェニブの併用により，奏効率は約70％にまで改善された[6]．4年生存率と5年生存率は，それぞれ30％と28％と安定していたことから，きわめて良好な長期生存率も期待できる[7]．さらに，ステージ3の同疾患に対する術後補助療法にお

表　トラメチニブ開発の経緯

1998年頃	共同研究の話しあいが開始
2001年	p15発現誘導物質スクリーニング開始
2004年	JTP-74057（GSK1120212／トラメチニブ）の創出，標的分子がMEK1/2と判明
2006年	GSK社に導出
2008年	第Ⅰ相試験
2009年	第Ⅱ相試験
2010年	第Ⅲ相試験
2013年	進行性BRAF変異メラノーマ患者に対し，米国FDAがメキニストの商品名で承認
2014年	同疾患に対し，EUで承認
2015年	事業移管によりノバルティスファーマ社へ
2016年	同疾患に対し，日本で承認
2017年	進行性BRAF変異非小細胞肺がんに対し，EUと米国で承認

いて，再発率を著明に抑制したことから[8]，米国FDAからBreakthrough therapy（画期的治療薬制度，日本での先駆け審査のように，可能性の高い薬剤の開発と審査を早めるFDAの制度）に認定された．このことより，今後ステージ4だけでなく，ステージ3から使用されるようになることが期待されている．

加えて，進行性BRAF変異非小細胞肺がん患者に対する旧来の抗がん剤の奏効率が約10％未満であったのに対し，トラメチニブとダブラフェニブの併用により奏効率は63％にまで改善されたことから[9]，米国FDAからBreakthrough therapyに認定された．それを受け，同疾患に対し，2017年にトラメチニブとダブラフェニブの併用が欧米であいついで承認された（表）．

おわりに

トラメチニブは日本の産学連携で見出された，文字通り日本発，日の丸印のファースト・イン・クラスのMEK阻害剤である．一昔前は，日本の産学連携発の画期的ながん分子標的薬はきわめて困難であるということがいわれていたが，決してそのようなことはないことを立証できたと考えている．酒井はもともとがん予防が専門でありJT医薬総合研究所も抗がん剤の開発を専門としていたわけではないが，むしろその方が固定観念にとらわれない自由な発想と方法を駆使できたのではないかと考えている．

創薬にはどうしても時間を要する．したがって，本

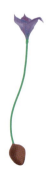

運命の分かれ道—継続は力なり

酒井が考案したユニークなコンセプトを用いて，JT医薬総合研究所の山口らがスクリーニングを行いヒット化合物が得られたものの，最初から強い効果をもっていたわけではなく，一時開発の継続が危ぶまれることもあった．ただ，酒井は今の方向性のままスクリーニングを継続すればがん分子標的薬を見出しうるということを強く主張し，JT医薬総合研究所に開発の継続を依頼したところ，幸い了解を得ることができた．その後は，化学合成チーム他多くの研究者の粘り強い研究活動の甲斐あって，きわめて強力なMEK阻害剤を得ることができた．
今回，われわれは産学の研究者が熱意をもって開発を継続することが本当に重要であることを身をもって体験したが，それに関しては他の多くの画期的新薬も同様であるという話を聞くことが多い．

稿を読まれた特に若い研究者が，「次は自分が画期的新薬を創薬する！」という強い信念と粘り強さで創薬研究にチャレンジしていただくことを願う．そして日の丸印の画期的新薬が続々と登場し，国富に貢献するだけでなく，日本発の新薬で世界中の多くの患者を救済していただければ本望である．

文献

1) Koyama M, et al：Mol Cancer Ther, 6：1579-1587, 2007
2) Yamaguchi T, et al：Cancer Sci, 98：1809-1816, 2007
3) Yamaguchi T, et al：Int J Oncol, 39：23-31, 2011
4) Abe H, et al：ACS Med Chem Lett, 2：320-324, 2011
5) Yoshida T, et al：Oncotarget, 3：1533-1545, 2012
6) Flaherty KT, et al：N Engl J Med, 367：1694-1703, 2012
7) Long GV, et al：J Clin Oncol, 36：667-673, 2018
8) Long GV, et al：N Engl J Med, 377：1813-1823, 2017
9) Planchard D, et al：Lancet Oncol, 17：984-993, 2016

profile

酒井敏行：1980年京都府立医科大学卒業．同大学公衆衛生学教室大学院を経て，'88年ハーバード医科大学眼科学教室，RBをクローニングしたThaddeus P. Dryja博士の研究室に留学．'96年京都府立医科大学公衆衛生学教室教授．2003年，同大学分子標的癌予防医学教授．和歌山県湯浅町耐久高等学校に在学中，弟の和彦を骨肉腫で亡くし，がん研究を志す．トラメチニブ以外に，多くの企業とがん予防ジュース，がん分子標的薬，がん診断システムの開発などを7件継続中のため，趣味のオーディオ，奥さんとの飲み歩き・食べ歩きなどの時間が十分とれないことが悩み．

山口尚之：1999年北海道大学薬学部卒業，2001年同大学院薬学研究科修士課程修了，'13年東北大学大学院農学研究科 論文博士．'01年日本たばこ産業株式会社入社，医薬総合研究所生物研究所研究員．修士論文研究では，マスト細胞に発現するSykキナーゼの役割を研究していた．トラメチニブの開発は細胞周期抑制タンパク質に関する研究としてスタートしたが，まわりまわってキナーゼ阻害剤へとたどり着いたことに不思議な因縁を感じている．趣味はホルンの演奏．

掲載予定一覧 創薬に懸ける～日本発シーズ，咲くや？ 咲かざるや？

誰もがよく知るあの薬の秘話を毎号お届けいたします．ご期待ください．

＜掲載テーマと執筆者の予定（順不同・敬称略）＞ 全15回予定

■ 抗CCR4抗体　　　　　　　　　　　　　▶松島綱治（東京大学大学院医学系研究科）
■ 抗IL-6R抗体　　　　　　　　▶大杉義征（大杉バイオファーマ・コンサルテイング株式会社）
■ FTY720　　　　　　　　　　　　　　▶千葉健治（田辺三菱製薬株式会社研究本部）
■ Epo/G-CSF/Thrombopoietin (TPO)　　▶宮崎 洋〔日本医療研究開発機構（AMED）創薬支援戦略部〕
■ G-CSF　　　　　　　　　　　　　　▶浅野茂隆（東京大学・早稲田大学名誉教授）
■ トロンボモジュリン　　　　　　　　　　　▶青木喜和（旭化成ファーマ株式会社）
■ 抗ODF/RANKL抗体　　　　　　　▶須田立雄（埼玉医科大学ゲノム医学研究センター）
■ HDAC阻害剤　　　　　　　　　　　　　▶上田博嗣（筑波大学産学連携部）
■ クラリスロマイシン　　　　　　　　　　　▶森本繁夫（元 大正製薬株式会社）
■ トラメチニブ **本稿**　　　　　　▶酒井敏行（京都府立医科大学分子標的癌予防医学）／
　　　　　　　　　　　　　　　　　　　　山口尚之（JT医薬総合研究所生物研究所）

■ イリノテカン　　　　　　　　　　　　　▶宮坂 貞（昭和大学名誉教授）
■ アビガン　　　　　　　　　　　　　　▶白木公康（富山大学医学部）
■ レミッチ　　　　　　　　　　　　　▶内海 潤（がん研究会がん研究所）
■ 抗PD-1抗体　　　　　　　　　　　▶柴山史朗（小野薬品工業株式会社）

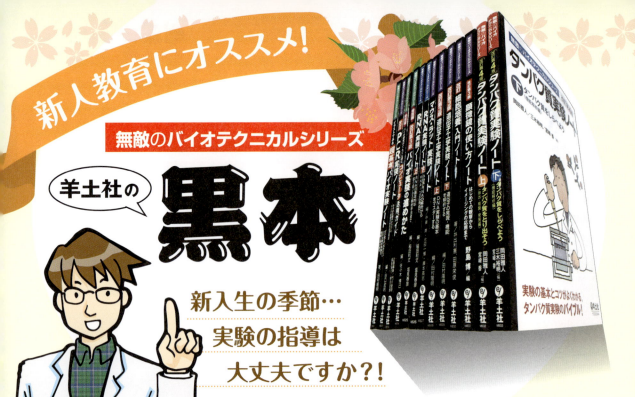
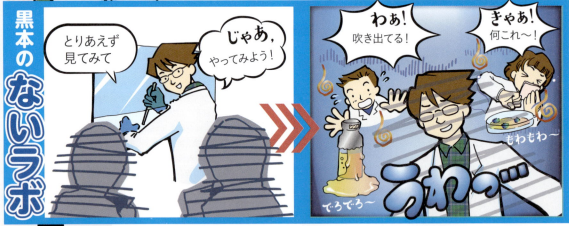
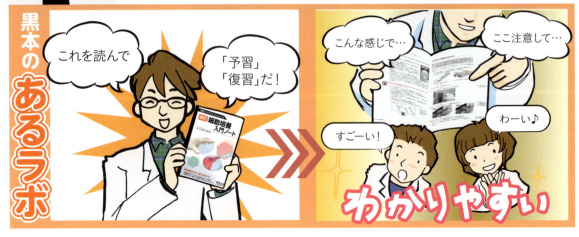

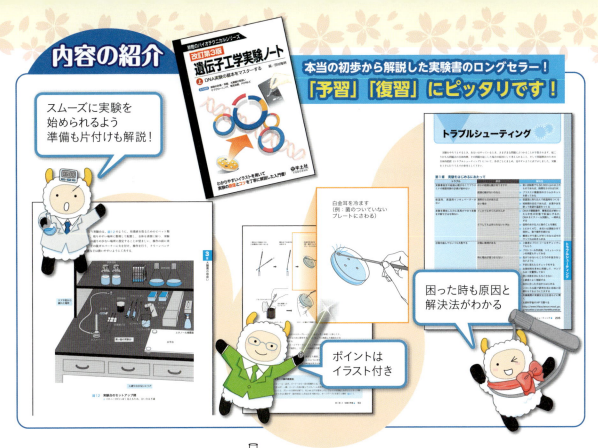

好評シリーズ既刊！

改訂第3版 遺伝子工学実験ノート
田村隆明／編
- 上 DNA実験の基本をマスターする
  <大腸菌の培養法やサブクローニング，PCRなど>
  定価(本体3,800円+税) 232頁 ISBN978-4-89706-927-2
- 下 遺伝子の発現・機能を解析する
  <RNAの抽出法やリアルタイムPCR，RNAiなど>
  定価(本体3,900円+税) 216頁 ISBN978-4-89706-928-9

改訂第4版 タンパク質実験ノート
- 上 タンパク質をとり出そう（抽出・精製・発現編）
  岡田雅人，宮崎 香／編
  定価(本体4,000円+税) 215頁 ISBN978-4-89706-943-2
- 下 タンパク質をしらべよう（機能解析編）
  岡田雅人，三木裕明，宮崎 香／編
  定価(本体4,000円+税) 222頁 ISBN978-4-89706-944-9

RNA実験ノート
稲田利文，塩見春彦／編
- 上 RNAの基本的な取り扱いから解析手法まで
  定価(本体4,300円+税) 188頁 ISBN978-4-89706-924-1
- 下 小分子RNAの解析からRNAiへの応用まで
  定価(本体4,200円+税) 134頁 ISBN978-4-89706-925-8

改訂 PCR実験ノート
谷口武利／編 定価(本体3,300円+税) 179頁 ISBN978-4-89706-921-0

改訂第3版 顕微鏡の使い方ノート　動画視聴サービスあり
野島 博／編 定価(本体5,700円+税) 247頁 ISBN978-4-89706-930-2

改訂 細胞培養入門ノート　動画視聴サービスあり
井出利憲，田原栄俊／著 定価(本体4,200円+税) 171頁 ISBN978-4-89706-929-6

マウス・ラット実験ノート
中釜 斉，北田一博，庫本高志／編
定価(本体3,900円+税) 169頁 ISBN978-4-89706-926-5

バイオ研究がぐんぐん進む コンピュータ活用ガイド
門川俊明／企画編集　美宅成樹／編集協力
定価(本体3,200円+税) 157頁 ISBN978-4-89706-922-7

イラストでみる 超基本バイオ実験ノート
田村隆明／著 定価(本体3,600円+税) 187頁 ISBN978-4-89706-920-3

改訂第3版 バイオ実験の進めかた
佐々木博己／編 定価(本体4,200円+税) 200頁 ISBN978-4-89706-923-4

★「実験医学online」でも詳しく紹介しております． www.yodosha.co.jp/jikkenigaku/ ★

Lab Report
ラボレポート

海外ラボ 独立編

アメリカで魚類の進化発生のラボを運営する

Department of Genetics, Rutgers, The State University of New Jersey

中村哲也（Tetsuya Nakamura）

本コーナーでは，実際に海外でラボをもたれた研究者により，ラボ設立までの経緯や苦労，アドバイス，また独立後の運営のコツなどを紹介していただきます．

　大学院生の頃に実験医学のこのコーナーを読んでいて，海外でラボを運営することに憧れてはいたけれど，当時の私にはどういうステップで海外で独立できるのか全く想像がつかず，なんとなく別世界の話のように読んでいたことを覚えている．しかし日本で研究を続けるうちに，人生一回きりなので夢は叶えようと決心して渡米し，今年からアメリカ ニュージャージー州で魚の進化発生の研究室をスタートさせていただくことになった．ここでは，自分がアメリカで独立するまでの準備と，アメリカでのラボ運営の実情などをまとめてみたい．

研究能力，知識量，英語

　海外で独立すると当然，研究費の申請，論文，コミュニケーションはすべて英語である．これよりfacultyになってnative speakerと互角にわたり合うには，研究能力はもちろんだが，writingの能力をあげることと知識の増加がとにかく必要である．特に海外では日本と違い，学生は授業の課題としてかなりの量の勉強とwritingをこなして，サイエンティストしての能力を磨く．私の場合は，5年間に渡って毎週英語のtutorに自分のwritingを添削してもらい，土日は実験のかたわらシカゴ大学の図書館の巨大な書庫のなかにひっそりと配置してある机で勉強していた．海外で独立すると決心すると自由になる時間は少なくなるが，地味な下積みは後にすばらしい財産になる．

海外の高い研究レベルを支える基盤

　私の場合，アメリカに移動して3年が経ったときに，job applyをはじめた．最初の年はどこからもオファーはもらえなかったが，その翌年は業績も増えたので再

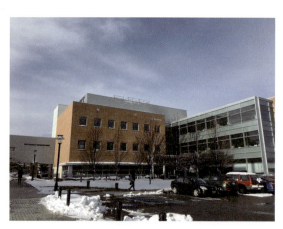

写真1　研究施設の外観
筆者の所属するdepartmentの建物．築10年．PIのオフィスは写真右側のガラス張り面に集められている．ちなみに筆者のオフィスは2階中央．建物の内部は1階から3階までが吹き抜けになっており，天井，階段等にもガラスを多用して開放感の高いつくりになっている．建物の左側はブリッジを通してGeologyのdepartmentに，右側はシークエンスセンターへと繋がっている．

度チャレンジし，約100件ほど応募した（内訳：アメリカ約83件，ヨーロッパ15件，日本2件）．そのうちポジティブな返事があったのが20件ほどで，できる限り予定を調整して10件の現地面接に行った．1つの面接につき2〜3日間，朝食から夕食までずっといろいろなfacultyと過ごすので，緊張のため何を食べたのかは全く覚えていないが，数カ月間で世界的に有名な200〜300人ほどの教授に会った計算になるので，いろいろな意味で見通しがよくなる．私の場合は自分の研究が「魚の進化」と特殊なので，どこが気に入ってくれるのかあまり想像がつかず，応募できるところにはすべて応募したが，2〜3件ほどしか応募しない人もいるし，これはその人の戦略による．job huntingを通して感じたことは，少なくとも自分が面接に行った10件ほどの審査結果は，きわめて納得のいくものであった．特にトップレベルの大学・研究機関においてはすべての候補者が同じ日程でよばれることが多々あり，他のレベルの高い候補者の発表も見て自分と比べる機会がある．これから先，一緒に切磋琢磨して行くであろう研究者のアイデアや能力を観察できる貴重な機会になった．一概にそうとは言えないが，やはり研究業績や能力に基づいて公正かつcompetitiveに採用

研究施設 & 研究室データ

Department of Genetics, Rutgers, The State University of New Jersey

アメリカ合衆国
ニュージャージー州ニューブランズウィック

■ 施設の規模
　ラボの数：22
■ 施設の特徴
　Departmentがシークエンスセンターを運営しているため，大規模シークエンス・コンピューター解析が必要な研究に適している．このため，ゲノムシークエンス，集団遺伝学，ヒトの遺伝病解析等の研究に非常に強い．
■ ホームページ　http://genetics.rutgers.edu

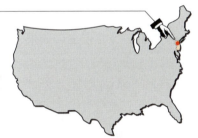

Evolutionary Developmental Genomics Group / Nakamura Lab

■ 研究分野
　魚類から四足動物への進化メカニズム，魚類の形態多様性を生んだ遺伝子基盤の解明
■ 構成人員
　ポスドク：1人（採用予定），rotating graduate student：1人，学部生：1人，
　ラボマネージャー／テクニシャン：2人，魚類実験テクニシャン：1人
　当研究室では学生・ポスドクを随時募集しているのでお気軽にご連絡ください（nakamura@dls.rutgers.edu）
■ 最近の研究成果
　1) Nakamura T, et al：Digits and fin rays share common developmental histories. Nature, 537：225-228, 2016
　2) Nakamura T, et al：Molecular mechanisms underlying the exceptional adaptations of batoid fins. Proc Natl Acad Sci U S A, 112：15940-15945, 2015
■ ラボ全体の年間研究費
　300,000 USD（for reagents and salary. Start up funding from the department）
■ ホームページ　http://nakamuralab.com

■ 著者経歴
　国内の出身ラボ：大阪大学生命機能研究科（濱田博司教授：現 理研BDR）
　留学，ポスドク先：Organismal Biology and Anatomy, The Univeristy of Chicago（Dr. Neil H. Shubin）

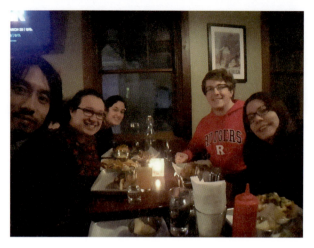

写真2　世界のホットドッグとビールを囲んでラボメンバーで夕食
写真左から筆者（PI），Anna Hinman（ラボマネージャー／テクニシャン），Lauren Chukrallah（rotating graduate student），Thomas Wood（学部生），Kathleen Flaherty（魚類実験テクニシャン）．

するしくみが，アメリカとヨーロッパの高い研究レベルを維持していることは間違いない．面接の結果，アメリカとヨーロッパから複数もらったオファーのなかから，交渉のプロセスを通して，自分の研究が最もよく進みそうなポジションを選んだ．

アメリカでのラボ運営の実情

　海外でラボをスタートすると，スタートアップとして数年間分の運営費用を用意してもらえるので，研究に必要なものはそれほど不自由なく購入でき，人も雇えるので最初からフルスピードで研究ができる．最初に自分一人で出勤し，空っぽのオフィス，研究室，魚飼育用のスペースをいただいたときは一体どうなるのかと思ったが，多くの人にサポートしてもらい2カ月間で研究に必要な実験系はすべて立ち上がり，メンバーも増えてきたので研究を楽しめるようになった．やはり海外では，最初の立ち上げ資金が潤沢なこと，周りのラボと機器を共用して研究を進めるのが前提なので，研究室が立ち上がるのは非常に速い．しかし，大学からスタートアップ資金を支給してもらうと，当然リターンすることが期待されているわけで，テニュアをとるためには研究業績と並行して研究費の獲得が必要不可欠である．学生の給料も自分の研究費から支払うので，研究費が獲得できないとポスドクはおろか学生すら雇えない状況になる．このため今年度は，3～4つほどの分厚い研究費の申請書，2本程の論文を書く予定であるが，やはり英語を書くのにかなりの時間を割くことになる．scientific writing に苦労するのは native speaker も同じで，今は新しく赴任した assitant professor 達で構成される writing group に参加して，定期的に互いの研究費の申請書を読みあって改善している．またアメリカの大学でテニュアトラックのポジションを得ると，最初の1年目はラボの立ち上げ期間として，授業の義務は免除されることが多い．アメリカでは研究費がとれなければ教える授業のコマ数が増やされ，自動的に研究からフェイドアウトするしくみになっている．これも，アメリカの大学が高い研究レベルを保つためのしくみである．日本で研究室を運営するのもかなりたいへんであると推測するが，英語圏で survive するのにもたいへんな努力が必要なのである．

おわりに

　もし海外で PI になろうと考えているのであれば，まず海外で研究生活をスタートすることが大事だと感じる．英語圏には，サイエンスを心から楽しむことができる文化と環境が確立している．多くのレベルの高い研究者達とのコミュニケーションを通して自分の視野を大きく広げることができるので，その後の研究者としての人生観は全く変わる．10年前の筆者のように"私もいつかは"と思っている人には，少しでも早く海外に出てトレーニングを積むことをお勧めしたい．
（nakamura@dls.rutgers.edu）

ベストな留学へ, 経験者がノウハウを伝授！

研究留学のすゝめ！

好評発売中

渡航前の準備から留学後のキャリアまで

編集／UJA（海外日本人研究者ネットワーク）
編集協力／カガクシャ・ネット

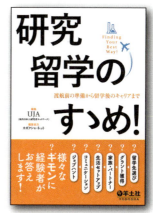

◆定価（本体3,500円+税） ◆1色刷り ◆A5判 ◆302頁
◆ISBN978-4-7581-2074-6

？？ 留学のギモン, 経験者がお答えします！！

目次

《イントロダクション》
第0章 あなたにとって必要な留学情報は何でしょうか？

《留学準備 編》
第1章 メリットとデメリットを知り目標を定める　←留学する？しない？ はココ！
第2章 留学の壁と向き合い, 決断をする
第3章 自分と向き合い, 留学先を選ぶ
第4章 留学助成金を獲得する　←グラントの獲得？ はココ！
第5章 オファーを勝ち取る① 〜留学希望ラボへのコンタクト, アプリケーションレター
第6章 オファーを勝ち取る② 〜CV, 推薦書, インタビュー

《留学開始〜留学中 編》
第7章 生活をセットアップする　←生活のセットアップ？ はココ！

第8章 人間関係を構築する① 〜ラボでの人間関係　←コミュニケーション？ はココ！
第9章 人間関係を構築する② 〜日常生活における人間関係
第10章 2-Body Problem を乗り越える

《留学後期〜終了 編》
第11章 留学後のキャリアを考える
第12章 留学後のジョブハント① 〜アカデミアポジション獲得術＜国内編＞　←ジョブハント？ はココ！
第13章 留学後のジョブハント② 〜アカデミアポジション獲得術＜海外編＞
第14章 留学後のジョブハント③ 〜企業就職術

《外伝》
第15章 大学院留学のすゝめ

《付録》
世界各地の日本人研究者コミュニティ　←留学先のコミュニティをチェック

山中伸弥先生（京都大学iPS細胞研究所 所長）をはじめ, 留学を経験された先輩方の体験記も収録！

本書を持って世界に飛び立ち, 研究者として大きく羽ばたこう！

発行　羊土社 YODOSHA
〒101-0052　東京都千代田区神田小川町2-5-1　TEL 03(5282)1211　FAX 03(5282)1212
E-mail : eigyo@yodosha.co.jp
URL : www.yodosha.co.jp/
ご注文は最寄りの書店, または小社営業部まで

Book Review

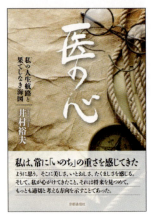

『医の心――私の人生航路と果てしなき海図』

井村裕夫／著

京都通信社

- B6判・320頁
- 2018年2月発行
- 定価（本体1,700円＋税）

碩学という言葉がある．辞書を引くと，「修めた学問の広く，深いこと」とある．ペプチドホルモンの全盛期に京都大学医学部内科教授として我が国のみならず世界の内分泌代謝学を牽引し，京都大学総長，総合科学技術会議員として，我が国の大学の発展，科学技術政策の推進に貢献した井村裕夫先生はまさに碩学とよぶに相応しい．しかし，井村先生は単に学殖の人ではない．ご経歴からわかるように，常に医学・生命科学の方向を考え，我が国においてそれを実現するためにいまだに働き続けておられる方である．先生は，今年米寿を迎えられたが，ご講演を聞いた者は，皆，先生が最新の医学的話題を明晰な論理と的確な言葉で話されるのに魅せられる．

今回紹介する書物は，その井村先生が，みずから歩まれた道を折々の随想や対談とともに書かれた本である．臨床科学者からScientific Statesmanとしての井村先生まで，さまざまな角度からこの本を読むことができるが，実験医学の若い読者にとっては，やはり，井村先生が医学に目覚めて，内分泌学者として歩むまでのキャリア形成の過程が一番興味があるものと思われる．評者にとってもその点が関心事であった．その点では，井村先生がインターン時代と最初の病院勤務に出会われた小松周治先生のエピソードが印象的である．小松先生は，井村先生の指導にあたられた大津日赤病院の内科部長でおられたが，常に興味ある症例のカルテをノートに写し取って勉強されていたという．このエピソードは，この本に2度取り上げられており，これが井村先生にとって大きな体験であったことがわかる．この本を読むと，この研修時代に学ばれた「日常に学び，患者さんに学ぶ」態度が，井村先生のその後のさまざまな活動に反映していることが見てとれる．若いときの出会いの大切さを物語るものである．小松先生のところでの勤務は，井村先生の最初の2つの論文に結実したほか，井村先生のその後の研究分野を決定するCushing症候群の患者さんとの出会いともなった．これが，大学院生としてはじめられたACTH研究となり，留学時代のACTH測定系の開発とこれを用いてのACTH分子種の多様性の発見，さらには，異所性ACTH産生腫瘍でのACTH前駆体の発見につながった．これらの研究が，すべて，患者さんを対象としたものであったことは，やはり「日常に学ばれたもの」として印象的である．これが，後年，患者指向型data-driven scienceの重要性を説かれ，先制医療を概念化されたことに通じるものと思われる．

この本をよんで，もう一つ印象的なのは，井村先生が積極的に交遊を求めて，自己の科学を開いて行く態度である．特に国際的交遊は，米国留学中からはじまり，教授時代，総長時代，科学技術会議員時代とさまざまな交流が語られている．これを，先生は，"人間と人間の接触によって学ぶ"という言葉であらわされている．時代は変わっていろいろな情報がインターネット上で氾濫している現代でも，あるいは，そういう時代であるからこそ，自分が体験している日常に学び，また，人と人の接触に学ぶことはより重要になっていると思われる．井村先生が体現されている「飽くこと無き好奇心と学ぶ姿勢」に接する端緒として若い世代にも一読を薦めたい好著である．

成宮　周
（京都大学医学研究科メディカル・イノベーション・センター）

Opinion 研究の現場から

本コーナーでは，研究生活と社会に関する意見や問題提起を，現在の研究現場からの生の声としてお届けします．過去掲載分は右のQRコードからウェブでご覧いただけます→

第96回　海外大学院への進学という選択肢

　研究者の世界で留学というと，学位取得後のポスドク留学や，国内の大学院在籍中に1年程度短期留学するようなケースが一般的だろう．しかし，海外の博士課程に直接進学するというパターンもある．その場合，日本の博士課程に所属しながらの短期留学とは一味違う留学生活を送ることになる．筆者の一人（筆頭著者）は昨年日本で学部を卒業し，直後にアメリカの博士課程（5年一貫性）に進学したが，自分がなぜ留学しようと思ったのかを自問自答したり，他の留学生と話し合ったりするなかで，海外大学院への進学（大学院留学）を志す理由は人によってさまざまであることに気づいた．そこで本稿では，筆者らの考える大学院留学の主な魅力を見ていきたい．

　まず，（国や大学によって事情は異なるものの）海外の博士課程という環境自体が有している魅力がありそうだ．その一つとしてよく言われるのは，研究室の壁を超えた人脈の築きやすさだ．例えば筆頭著者が所属している神経科学のプログラムでは，1年目に集中的に講義・実習を受講することになっており，同級生と一緒に過ごす時間が長い．また研究所全体でも，毎日タダでコーヒーとクッキーが出てくるコーヒーアワーがあり，主にクッキー目当てに所内の人々

が決まった時間にラウンジに集まってくる．そのため，他の研究室の大学院生やポスドクと気軽に話す機会が非常に多い．こうして知り合った人々は，学位取得後の進路選択における相談相手やロールモデルにもなり得るだろう．また他の研究室で進行中の研究について気軽に話を聞けることは，端的に言ってとても楽しい．

　一方で，何らかの理由で自分の置かれている現状を変えたいという場合にも，大学院留学は魅力的な選択肢となり得る．特にアメリカの大学院博士課程では，学科やプログラムにもよるが，1年目の授業で当該分野の体系的な知識と一通りの基本的な実験手技をカバーしているおかげで，他学部出身の学生でもその分野に移行しやすくなっているところもある．神経科学を例にとると，筆頭著者は学部時代は医学生だったため理論寄りの研究に触れることは少なかった．しかし現在は授業の宿題等で神経回路の数理モデルの実装を経験するなど，ふんだんに理論寄りの神経科学に触れる機会を得ている．それらの経験のおかげで，今後の自身の研究に理論的要素を導入できる可能性も広がりつつある．

　また，留学する理由が必ずしも

学問的なものである必要はない．例えば日本の外で生活してみたい，あるいは自分自身を異文化に放り込んで何が起きるかみてみたい，だから大学院留学を選択する，ということだってある．前述の通り，留学中にはさまざまな立場の人と知り合うし，学生寮に住んだりルームシェアしたりすれば，他分野の学生や学外の人と一緒に暮らす機会もあるだろう．留学生の多い国や大学であれば，出会う人々の文化的背景も人それぞれなはずだ．そのような多様な人々とともに過ごす数年間は，よくも悪くも自分自身が大きく変わる可能性を秘めた時間になるはずだ．そのような可能性を楽しめる人間にとっては，大学院留学は人生のなかで最もエキサイティングな期間になるかもしれない．

　もちろん，海外の大学院にせよ国内の大学院にせよ，一介の大学院生である筆者らがすべての長所短所を把握しているわけではないし，手放しに海外の大学院の方が国内より「良い」と主張するつもりもない．ただ，大学院進学を考えている読者のなかには，海外の大学院の方が国内の大学院より「向いている」人もいるはずだ．そのような人にとって，本稿が大学院留学という選択肢を検討するきっかけになれば幸いである．

水口智仁[※]，落合佳樹，戌亥 海
（生化学若い研究者の会
キュベット委員会）

※　2017年7月より公益財団法人中島記念国際交流財団 日本人海外留学奨学生として米国・プリンストン大学に留学中．

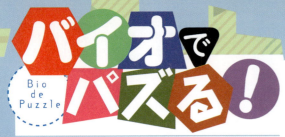

バイオでパズる！

第11問
バランスをとろう

Profile 山田力志（アソビディア）

2006年，京都大学大学院理学研究科修了（博士）．'09年，名古屋大学大学院理学研究科助教，'12年，同特任助教，'14年に研究の道を離れ，パズル・トリックアートを中心にしたデザイン集団"ASOBIDEA（アソビディア）"を設立．「面白いをカタチに．」を合言葉に，イベントの実施や広告の制作などを行っている．三重県在住．
ウェブサイト：lixy.jp（個人），asobidea.co.jp（アソビディア）

本コーナーでは，バイオにからめた頭を柔らかくするパズルを毎回一題，出題します．実験の待ち時間などスキマ時間にチャレンジ！　解けたらプレゼントにもぜひ応募してみてください．

問題にチャレンジ！

○□☆の3種類の試料を釣り合いが取れるように，上皿天秤にのせました．上の2つの釣り合いから考えると，下図の○＋☆は，□何個と釣り合うでしょうか？ □の個数をお答えください．

□ は ➡ □ 個

数理的なパズルから，今月は天秤を使ったパズルをお届けします．
　$x＋y＝2z$…と書きはじめた方，ちょっと待ってください．数式を使って解くこともできますが，うまく上の2つの天秤を積み替えてみるだけで，簡単に答えがわかるかもしれません．

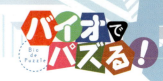

前回のこたえ

先月のチャレンジ問題「この文字列はなに？」の答えはこちら．タンパク質を構成するアミノ酸（一部特殊なものを除く）20種類のアルファベット1文字表記に含まれない文字をアルファベット順に並べると，『？』にあたる文字は③の『J』となります．ひらめいてしまえば簡単に解けるヒラメキ問題．すぐわかったという方もいれば，全くわからなかったという方もいると思います．アミノ酸の1文字表記で使われている文字を取り上げるのではなく，使われていない文字を考えるという少しひねった問題だったので，その辺りに気づくかどうかが分かれ目だったかもしれません．

 B→ J →O→U→X→Z

解答 ③ J

アラニン(A)	イソロイシン(I)	アルギニン(R)
システイン(C)	リシン(K)	セリン(S)
アスパラギン酸(D)	ロイシン(L)	トレオニン(T)
グルタミン酸(E)	メチオニン(M)	バリン(V)
フェニルアラニン(F)	アスパラギン(N)	トリプトファン(W)
グリシン(G)	プロリン(P)	チロシン(Y)
ヒスチジン(H)	グルタミン(Q)	

先月号の特集テーマ「クライオ電顕」を使って明らかになっていくタンパク質の立体構造．そのタンパク質の構成要素であるアミノ酸をパズルに仕立ててみました．ATGC 4種で構成されるDNAの二重らせん構造といい，mRNAの転写やプロセシングやなど，セントラルドグマにかかわるものはなんだかパズル的．コドン表なども魅力的なので，うまくパズルにならないかなと妄想しているのですが，残念ながらいまのところあまりいいアイデアが浮かびません．おもしろいパズルができたらお届けしたいと思います．

では，また来月．

パズルに解答してプレゼントをもらおう

◆ **正解者プレゼント**

正解された方の中から抽選で，単行本『こんなにも面白い医学の世界 からだのトリビア教えます』と小社オリジナルマスコット**ひつじ社員（仮）**をセットで**1名様**にお送りします．

◆ **応募方法**

下記のいずれかの方法でご応募ください．ご応募期限は次号の発行までとなります．

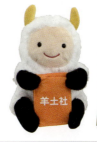 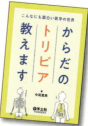

① **実験医学onlineからご応募**

小誌ウェブサイト実験医学online（www.yodosha.co.jp/jikkenigaku/）にある「バイオでパズる」のページからご回答いただけます．
※ご応募には羊土社会員への登録が必要となります．

② **Twitter**または **Facebook**からご応募

Twitterは「@Yodosha_EM」，Facebookは「@jikkenigaku」よりご応募いただけます．
詳しくは，いずれかの実験医学アカウントをご覧ください．

※プレゼント当選者の発表はプレゼントの発送をもって代えさせていただきます．

実験医学

編集日誌

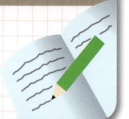

編集部より

📖 4月に出張でロンドンに行きました．現地で働く日本人の研究者の方々にお世話になり，いくつかの研究施設を訪問しました．そのうちの1つ，King's College Londonは1829年に設立されたロンドン大学のカレッジで，ワトソンとクリックとともにDNAの二重らせん構造を解明してノーベル賞を受賞したモーリス・ウィルキンス，X線回折写真を撮影したロザリンド・フランクリンらがいたことでも有名です．歴史ある重厚な校舎の一階に科学の歴史を写真や模型で解説した展示品がずらりと並んでいて，眺めていると科学の源流を旅したような気分になりました．一方で，まもなく迎えるEU離脱により，EU圏からの優秀な人材を呼び込むことが困難になりつつあるとの話も聞きました．今後，歴史ある英国の科学研究の行方についても注目していきたいと思います．また出張中には，本の見本市「The London Book Fair 2018」や街の書店，博物館もめぐりました．たくさんの刺激を受けてまだ整理しきれていませんが，感じたことを一言で表現すると，サイエンスは文化なのだな，ということでした．企画や誌面作りにどう生かせるか，考えていきたいと思います．（蜂）

📖 編集した本に載っていた印象深いワードについて．"ロコモ度テスト"を聞いたことはありますか？ 移動機能が低下し，進行すると要介護リスクが高くなる状態を"ロコモティブシンドローム"とよび，この度合いを調べるテストを指します．老人向け基準のロコモ度テストは，31歳の私にとっては余裕の基準（片脚で40cmの高さから立つ，両脚で20cmの高さから立つ）であり，「老人になるとこの基準さえもきつくなるのか」と他人事に感じただけでした．

ここで終わらせておけばよかったのに，語感の面白さに興味を引かれロコモ度テストをより深く調べました．すると，20～30代向け基準のテストもあることが分かりました．その30代向け基準が，「片脚で30cm」，20代向けは「片脚で20cm！」とのこと．自分でテストしたところ，30代向け基準は生まれたての鹿みたいになりつつクリア，20代向け基準は言うまでもなく…30代に入ってまだ1年程なので「20代基準だって余裕♪」と思っていましたが，肉体は確実に30代に突入していたことを突きつけられまして，筋トレを日々の生活に取り入れました．皆さんもぜひ ロコモ チャレンジ！（藤）

📖 先日，某SNS上で「生物学の研究を将来やりたいと思っている学部生に薦める勉強は？」という投稿があり，実際に研究をしている方々からさまざまな意見が寄せられていました．

多かった意見としては，まずは分子生物学，生化学，生物物理学，生態学など専門と近い分野の基礎知識を学べる翻訳教科書が挙げられていました．それから将来研究者になるなら専門以外に強みを持つべきと，統計，プログラミング，情報科学など生物と関連の深い学問の入門書が目を惹きました．さらに，研究以外で研究者に求められるスキルを養うための作文技術や英語，思考法に関する書籍，研究に対するモチベーションや夢，将来のビジョンを形成するための伝記や自伝が勧められていました．座学だけでなく生物の飼育や，博物館や水族館に足を運ぶなどの体験を推奨する意見や，やはりラボに行って研究をさせてもらうのが最も近道，というコメントもありました．

このトピックは編集部内でもひときわ話題になり，編集部員それぞれが，学部の時にこれをやっていたから今があるという思いや，あれを勉強しておけばもっと可能性が広がっていただろうと，自分自身の経験をもとにお薦めの勉強を熱く語り合いました．

SNSに寄せられた意見のなかには，「実験医学」を挙げていただいた投稿がいくつかあり，たいへん嬉しく思いつつ，もっとお役立ていただける書籍を，という思いを強くしました．（山）

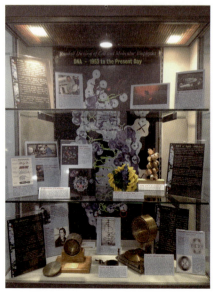

King's Colledge Londonにある展示

本誌へのご意見をお寄せください

編集部では，読者の方からの「実験医学」へのご意見・ご感想をお待ちしております．件名を「編集部まで」として，em_reader@yodosha.co.jp 宛にEメールにてお送りください．いただきましたご意見・ご感想は今後の誌面の参考とさせていただきます．

INFORMATION

～人材募集，大学院生募集・説明会，
　学会・シンポジウムや研究助成などのご案内～

INFORMATIONコーナーの最新情報は
ホームページでもご覧になれます　随時更新中!

新着情報・バックナンバーを下記URLで公開中

Click! **www.yodosha.co.jp/jikkenigaku/info/**

●新着情報をお手元にお知らせ！　月4回配信の羊土社ニュースで 随時，新着情報をお知らせします

掲載ご希望の方は本コーナー1564ページをご覧下さい

INDEX

人材募集

- 株式会社コスミックコーポレーション
  『学術担当者募集』……………………………………………………… 1562
- 東京大学大学院医学系研究科　疾患生命工学センター　分子病態医科学部門
  『新世代創薬開発講座　特任准教授（1名）募集』…………………… 1562

大学院生募集・説明会

- 東京大学大学院 医学系研究科 疾患生命工学センター　分子病態医科学部門
  『平成31年度 大学院生（修士・博士）募集および説明会』………… 1563
- 医科学・ライフサイエンスと社会との接点について研究しませんか
  『東京大学大学院：2019年度大学院生（修士・博士課程）進学希望者を募集中！』… 1563
- 新潟大学大学院　医歯学総合研究科（医学系）
  『平成31年度　大学院生（修士・博士）募集説明会のご案内』……… 1563

学会・シンポジウム・研究助成

- 大阪大学 大学院 医学系研究科 免疫細胞生物学
  『平成30年度　生体2光子励起イメージング 技術講習会のご案内』…………… 1564
- 上原記念生命科学財団
  『2018年度助成公募から助成対象を拡大』………………………… 1564

★本コーナーに情報をお寄せ下さい！お申込方法は本コーナー1564ページ参照★

募集

株式会社コスミックコーポレーション
学術担当者募集

URL：https://www.cosmic-jpn.co.jp/

【事業概要】体外診断薬の輸入及び販売．コスミックコーポレーションは甲状腺・糖尿病・神経免疫・膠原病領域における自己免疫疾病診断薬の導入・販売を積極的に行っている．独創性と先進性に優れた製品を市場に送り出し，多くの診断薬では独占的な販売を続けています．RSR社（本国イギリス）の販売する体外診断用医薬品の輸入販売をメインに，アメリカ・ドイツ・カナダ・スウェーデンからの導入品を取り扱っています．これらの導入品に加えて自社開発された検査試薬キットなどを検査センターと呼ばれる民間検査受託機関や大病院・専門病院そして研究機関などに販売している会社です．　【業務内容】製品に関する問い合わせ対応および学術情報収集と資料作成，社内研修講師，製品に関する基礎性能データおよび臨床エビデンス作成のための医療機関との共同研究企画および推進，学会セミナーの学術的対応，展示ブース対応，患者・医師向けの資料作成，学術文献の執筆等を担当します．
【必要な能力・経験】必須条件：①②③を満たす方　① 中級以上の英語力：輸入元とメールでコミュニケーションし，英語資料や文献を正しく読解および作成ができる．（英語の使用は1日に1～2時間程度のイメージです．電話のやり取りは基本的にございません）② 検査薬または製薬企業での学術職の業務経験（3年以上）がある方．学術未経験でも研究職やマーケティング職の業務経験（3年以上）があり，学術業務に関するアイデアをお持ちの方．　③ 医療制度ならびに医療技術に強い関心があり，よく理解されていること．
【給　与】年収440万円～860万円　　【賞　与】年に2回（6月と12月に3.2ヵ月×2回）※会社業績や個人評価により変動有
【就業時間】9：00～17：30　休憩60分　　【残　業】有　10～20時間程度　　【休　日】土曜，日曜，祝日，年末年始6日間

募集

東京大学大学院医学系研究科 疾患生命工学センター 分子病態医科学部門
新世代創薬開発講座 特任准教授（1名）募集

URL：http://tmlab.m.u-tokyo.ac.jp/

【職務内容】新世代創薬開発講座は，東京大学大学院医学系研究科疾患生命工学センター分子病態医科学部門を協力講座とする寄付講座です．血中タンパク質AIMのタンパク質薬開発と共に，AIM活性化剤の探索や，これらの基礎となる生理機能解析，モデル動物を用いた実験，構造解析など，AIMの臨床応用・創薬に関連する研究を行います．
【参考文献】Nat Med. 22:183-193 (2016); Cell Rep. 9: 61-72 (2014); Cell Rep. 3: 1187-1198 (2013); Proc Natl Acad Sci USA. 108: 12072-12077 (2011); Cell Metab. 11: 479-492 (2010); Cell Metab. 1: 201-213 (2005); J Exp Med. 189:413-422 (1999).
【応募資格】理系博士号（PhD）取得者．男女問わず．分子生物学，生化学など医学生物学の一般的な研究知識及び実験技術に精通しており，動物実験の経験を有する方や，あるいは化学・薬学のバックグラウンドをもつ方を募集しています．ご興味のある方はまずご連絡ください．
【契約期間】1年契約で毎年更新あり（最長5年）　　【勤務開始日】採用決定後，手続きが終わり次第．今年度（2018年度）中からの勤務が可能です．　　【選考方法】書類審査後，面接選考を行う．
【提出書類】① 履歴書（東京大学統一様式使用のこと）を次のリンクからダウンロード願います．　http://www.u-tokyo.ac.jp/per01/r01_j.html　② 推薦状（2通以上）または照会先（2ヶ所以上）　③ 論文リストおよび主要論文別刷りまたはpdf（数編）
【書類送付先・問合先】〒113-0033　東京都文京区本郷7-3-1　医学部　臨床研究棟A　8階807号室
東京大学大学院医学系研究科　疾患生命工学センター　分子病態医科学部門　教授　宮崎 徹　宛　E-mail：tm@m.u-tokyo.ac.jp

INFORMATION

東京大学大学院 医学系研究科 疾患生命工学センター 分子病態医科学部門
平成31年度 大学院生（修士・博士）募集および説明会

■URL：http://tmlab.m.u-tokyo.ac.jp

私たちが発見したAIM（Apoptosis Inhibitor of Macrophage）分子の機能解析を，vivo（ノックアウトマウス・トランスジェニックマウスの作製・解析），およびvitro（分子・細胞生物学，生化学的実験手法等による）の両面で行うことを通して，メタボリックシンドロームをはじめ，自己免疫疾患，がん，腎不全，アルツハイマー病など，現代社会において特に顕在化してきた疾患の，新しい病態メカニズムの解析と根本的な治療法の開発を目指しています．グローバルな視野を持った熱意のある学生の参加を歓迎します．
【日　時】2018年7月7日（土）14：00～16：00
【場　所】東京大学医学部　臨床研究棟A　8階811セミナー室
【参加方法】直接会場にお越しください．（申込・登録不要，参加費無料）　※当研究室のホームページ「大学院生募集」にて入館方法をご確認ください．
【参考文献】Nat Med 22: 183-193 (2016); Cell 163: 1413-1427 (2015); Cell Rep 9: 61-74 (2014); Nat Commun 5: 3147 (2014); Cell Rep 3: 1187-1198 (2013); PNAS 108：12072-12077（2011）; Cell Metab 11: 318-327 (2010).
【問合せ先】〒113-0033　東京都文京区本郷7-3-1　東京大学大学院医学系研究科　疾患生命工学センター　分子病態医科学部門　宮崎　徹研究室　事務：津田　TEL：03-5841-1436，FAX：03-5841-1438，E-mail：miya@m.u-tokyo.ac.jp
【入試全般・募集要項問合せ先】東京大学大学院　医学系研究科　大学院係　TEL：03-5841-3309，E-mail：in@m.u-tokyo.ac.jp
URL：http://www.m.u-tokyo.ac.jp/daigakuin/apply/appguidemain.html　※出願期間，試験日程は募集要項をご確認ください．

医科学・ライフサイエンスと社会との接点について研究しませんか
東京大学大学院：2019年度大学院生（修士・博士課程）進学希望者を募集中！

■URL：http://www.pubpoli-imsut.jp/

2019年度入学の大学院進学希望者（修士・博士課程）を募集しています．医学・生命科学に関連する政策，倫理上の課題を学問的に探究したい方であれば，文理を問いません．
【私たちの取り組み】この研究室では，様々な医科学領域の基礎研究から臨床試験，さらにその成果が中長期的に社会にもたらしうる影響を研究しています．また，政策領域との関連を重視し，それらに立脚した提言を専門家，市民，患者，国などにおこなっています．
【主な研究テーマ】現代社会の中で生命科学・医学が直面する問題を幅広く扱います．最近のテーマとしては，①ヒト受精卵のゲノム編集や人・動物キメラ研究など，生命倫理上の課題を含む研究課題，②医療を支援する人工知能の活用やゲノムデータの共有，遺伝情報に基づく差別，遺伝子検査ビジネスの台頭など，データと人の関係性とその変容に関する研究課題，③再生医療・臨床試験における研究参加者保護に関する研究課題，④バイオバンクなど，ヒトの体の一部を研究に用いることに関する研究課題などがあります．
【大学院】当研究室は以下の二つの大学院から進学が可能です．文系の方，理系の方，そして社会人の方も受験可能です．
１．新領域創成科学研究科 メディカル情報生命専攻 医療イノベーションコース　http://www.cbms.k.u-tokyo.ac.jp/admission/schedule.html（入試情報）
２．情報学環・学際情報学府 文化・人間情報学コース　http://www.iii.u-tokyo.ac.jp/admissions（入試情報）
【ご関心ある方へ】受験は主に夏（一部は冬）に行われます．受験に先立って事前相談することをつよくお勧めします．ご関心のある方は研究室窓口（pubpoli@ims.u-tokyo.ac.jp）まで一報ください．

新潟大学大学院 医歯学総合研究科（医学系）
平成31年度 大学院生（修士・博士）募集説明会のご案内

■URL：http://www.med.niigata-u.ac.jp/contents/graduate_school/master.html
　　　http://www.med.niigata-u.ac.jp/contents/graduate_school/doctor.html

新潟大学大学院医歯学総合研究科（医学系）では，修士課程及び博士課程の説明会を以下の日程で開催します．大学院入学をお考えの方は，お気軽に説明会にご参加ください．また，本研究科修士課程では，多彩なバックグラウンドを持つ人材を求めています！医学研究に興味のある方なら，出身学部を問わず出願できます．
【説明会◇東京】［日時］2018年6月29日（金）15：00～17：00，［場所］東京工業大学キャンパス・イノベーションセンターCIC東京　5F508号室（東京都港区芝浦3-3-6），［内容］教育内容，入試について説明し，個別の相談にも応じます．時間内であればいつお越しいただいても構いません．修士課程・博士課程合同開催です．
【説明会◇新潟（旭町キャンパス）※修士課程のみ】［日時］2018年6月9日（土）13：00～，［場所］新潟大学医学部第4講義室〔西研究棟1F〕（新潟市中央区旭町通1番町757番地），［内容］入試，教育内容，研究分野について説明します．
【説明会の申込】両会場とも，事前申し込み不要です．直接会場にお越しください．
【出願期間（第1次）】［修士課程］2018年7月19日（木）～26日（木）　［博士課程］2018年7月17日（火）～20日（金）
【試験日（第1次）】［修士課程］2018年8月17日（金）　［博士課程］2018年8月21日（火）
【問合先】新潟大学医学部医学科学務係　TEL：025-227-2017，E-mail：medgakum@med.niigata-u.ac.jp

大阪大学 大学院 医学系研究科 免疫細胞生物学
平成30年度 生体2光子励起イメージング 技術講習会のご案内

■ URL：http://www.icb.med.osaka-u.ac.jp/imagecourse.html

毎年大好評の2光子励起顕微鏡を用いた生体イメージング講習会です．マウスを用いた技術講習が主体の講習内容と経験豊富な講師陣で，2光子励起顕微鏡のイメージングを実際に体験していただけます．実際の使用例だけでなく最新情報や幅広い分野の情報共有も行いたいと考えています．参加は事前申し込み制（実習参加者は12名）で，申し込み多数の場合は人数調整をさせていただきますのでご了承下さい．

【日　時】2018年8月2日（木）（10：00〜17：00）および 8月3日（金）（9：00〜12：30）
【開催場所】大阪大学吹田キャンパス・医学系研究科・免疫細胞生物学教室内
　　　　　（大阪府吹田市山田丘 2-2，大阪モノレール・阪大病院前駅下車）
【定　員】50名（但し実習参加者は12名）
【申込締切】2018年6月21日（木）．申し込み多数の場合は人数調整をさせていただきますのでご了承下さい．
【参加費】技術解説のみ：1,000円，技術解説と技術実習：5,000円
【申込方法】申込用ファイルを上記URLからダウンロードしていただき，必要事項を記載のうえ，PDFファイルに変換し下記メールアドレスへ添付ファイルとしてお送り下さい．内容確認後，返信メールにて申し込み完了を連絡いたします．
【問合せ先】生体2光子励起イメージング・技術講習会事務局　E-mail：imagecourse@icb.med.osaka-u.ac.jp

上原記念生命科学財団
2018年度助成公募から助成対象を拡大

■ URL:http://www.ueharazaidan.or.jp/

上原記念生命科学財団では，生命科学領域を対象に各種助成を行ってまいりました．2018年度より，生命科学と情報工学・工学・材料学等との融合研究を新たな助成領域「新領域4.0」として新設し，各種助成金贈呈の対象といたします．詳細はHPをご参照下さい．

【公募期間】2018年6月8日〜9月上旬
【2017年度実績】

上原賞	1件	3千万円	2件
研究助成金	1件	5百万円	100件
特定研究助成金	A 1件	15百万円	5件
	B 1件	9百万円	15件
研究推進特別奨励金	1件	4百万円	10件
研究奨励金	1件	2百万円	110件
留学助成金（1件最大450万円）	140件		
その他*			38件
合計　15億1650万円			420件

*：来日研究生助成金，国際シンポジウム開催助成金

●●●●●● **本コーナーにあなたの情報をご掲載ください** ●●●●●●

お申込はコチラから ➡ www.yodosha.co.jp/jikkenigaku/info/

■ 申込要項
　[掲載料金（税別）]
　　❶ 1ページ広告　　　掲載料金：4色1ページ　150,000円，1色1ページ　90,000円
　　❷ 1/2ページ広告　　掲載料金：1色1/2ページ　55,000円
　　　※広告原稿をお持ちでない場合は，1色広告に限り弊社が用意するひな形を使った簡単な版下制作を承ります．
　　　　制作費[1色1P：10,000円，1色1/2P：6,000円]（制作期間を2週間程度いただきます）
　　❸ 1/3ページ広告　※掲載可能文字数は全角800字以内（本文 1行57字 × 最大14行 まで）
　　　　人材などの募集のご案内　　　　　　　　掲載料金：40,000円
　　　　大学院生募集・大学院説明会のご案内　　掲載料金：20,000円
　　　　シンポジウムや学会，研究助成などのご案内　掲載料金：20,000円
　　　　共同機器利用・共同研究・技術講習会のご案内　掲載料金：20,000円
　　㊉複数月連続 でお申込みいただきますと，掲載料が割引となります．詳細は，下記担当者までお問い合わせください．
　[申込締切]毎月15日（翌月20日発行号掲載）
　　　　　　※お申込みいただける最も早い掲載号は上記お申込ページでご確認いただけます．
　[問合せ先]羊土社「実験医学」INFORMATION係
　　　　　　TEL：03-5282-1211，FAX：03-5282-1212，E-mail：eminfo@yodosha.co.jp

「実験医学」取扱店一覧 ❶

■ 北海道
◎札幌
紀伊國屋書店　札幌店	011-231-2131
コーチャンフォー　美しが丘店	011-889-2000
コーチャンフォー　札幌ミュンヘン大橋店	011-817-4000
コーチャンフォー　新川通り店	011-769-4000
札幌医科大学　大学書房 丸善キャンパスショップ	011-616-0057
三省堂書店　札幌店	011-209-5600
東京堂書店　北24条店	011-756-2570
北海道大学生協　書籍部クラーク店	011-736-0916
北海道大学生協　書籍部北部店	011-747-2182
MARUZEN＆ジュンク堂書店　札幌店	011-223-1911

◎石狩
酪農学園大学生協	011-386-7281

◎小樽
喜久屋書店　小樽店	0134-31-7077

◎函館
昭和書房	0138-54-3316
北海道大学生協　書籍部水産店	0138-41-3109

◎旭川
コーチャンフォー　旭川店	0166-76-4000
三省堂書店　旭川医大売店	0166-68-2773
ジュンク堂書店　旭川店	0166-26-1120

◎北見
コーチャンフォー　北見店	0157-26-1122

◎帯広
帯広畜産大学生協	0155-48-2284

◎釧路
コーチャンフォー　釧路店	0154-46-7777
蔦屋書店　運動公園通り店	0154-37-6112

■ 青森
紀伊國屋書店　弘前店	0172-36-4511
ジュンク堂書店　弘前中三店	0172-34-3131
弘前大学生協　医学部店書籍部	0172-35-3275
弘前大学生協　文京店書籍部	0172-33-3742
宮脇書店　青森本店	017-721-1080

■ 岩手
岩手大学生協	0196-52-2028
エムズエクスポ　盛岡店	019-648-7100
ジュンク堂書店　盛岡店	019-601-6161
東山堂　北日本医学センター	019-637-3831
丸善　岩手医科大学売店	0196-51-7452
丸善　岩手医科大学矢巾売店	019-697-1651

■ 宮城
アイエ医書センター	022-738-8670
アイエ書店　薬大売店	022-234-4181
東北学院大学生協　泉店	022-375-1146
東北大学生協　片平店書籍部	022-264-0706
東北大学生協　工学部店	022-261-4190
東北大学生協　星陵店書籍部	022-275-1093
東北大学生協　農学部店	022-275-7331
東北大学生協　理薬店	022-263-0126
丸善　仙台アエル店	022-264-0151
ヤマト屋書店　仙台三越店	022-393-8541

■ 秋田
秋田大学生協　本道店	018-831-5806
ジュンク堂書店　秋田店	018-884-1370
西村書店　秋田MB	018-835-9611

■ 山形
高陽堂書店	0236-31-6001
戸田書店　三川店	0235-68-0015
山形大学生協　飯田店書籍部	0236-42-4590
山形大学生協　小白川店書籍部	023-641-4365
山形大学生協　鶴岡店	0235-25-6993
山形大学生協　米沢店	0238-21-2713

■ 福島
岩瀬書店　中合店	024-521-3022
紀伊國屋書店 福島県立医科大学ブックセンター	0245-48-2533
ジュンク堂書店　郡山店	024-927-0440

■ 茨城
ACADEMIA イーアスつくば店	029-868-7407
茨城大学生協　阿見店	029-887-4312
志学書店　茨城医療大店	029-887-6317
丸善　筑波大学医学群売店	029-858-0424
丸善　筑波大学第二学群売店	029-585-0421

■ 栃木
うさぎや　自治医大店	0285-44-7637
宇都宮大学生協　峰店	028-636-5723
落合書店　宝木店	028-650-2211
大学書房　自治医大店	0285-44-8061

大学書房　獨協医大店	0282-86-2850
廣川書店　獨協医大店	0282-86-2960

■ 群馬
紀伊國屋書店　前橋店	027-220-1830
群馬大学生協　昭和店	027-233-9558
ケヅカ書店	0276-72-4646
戸田書店　高崎店	027-363-5110
廣川書店　高崎本店	0273-22-4804
廣川書店　前橋店	027-231-3077

■ 埼玉
紀伊國屋書店　さいたま新都心店	048-600-0830
紀伊國屋書店　理研BIC	048-450-1000
埼玉大学生協書籍部	048-854-9342
三省堂ブックポート大宮	048-646-2600
大学書房　大宮店	048-648-5643
戸田書店　熊谷店	048-599-3232
Book Depot 書楽	048-859-4946
文光堂書店　埼玉医科大学店	0492-95-2170

■ 千葉
紀伊國屋書店　流山おおたかの森店	04-7156-6111
くまざわ書店　ペリエ千葉店	043-202-2900
三省堂書店　千葉そごうブックセンター	043-245-8331
志学書店	043-224-7111
志学書店　日本医大店	0476-99-1170
ジュンク堂書店　南船橋店	047-401-0330
千葉大学生協　亥鼻店	043-222-4912
千葉大学生協　ブックセンター	043-254-1825
東京学院書店　柏店	0471-35-8117
東京理科大学生協　野田店	04-7122-9316
東邦大学生協　習志野店	0474-70-2092
丸善　津田沼店	0474-70-8313
宮脇書店　印西牧の原店	0476-40-6325

■ 東京
◎千代田区
三省堂書店　本店メディカルブックセンター	03-3233-3312
三省堂書店　有楽町店	03-3292-7653
日本歯科大学売店河合	03-3261-4375
丸善　お茶の水店	03-3295-5581
丸善　丸の内本店	03-5288-8881

◎中央区
丸善　日本橋店	03-6214-2001
八重洲ブックセンター	03-3281-1811

◎港区
慶應義塾大学生協　芝共立店	03-6432-4207
東京海洋大学生協	03-3471-2163
東京大学生協　医科研店	03-3449-8946
文永堂書店（慈恵医大内）	03-3431-5805
明文館（慈恵医大内）	03-3431-6671

◎新宿区
紀伊國屋書店　本店	03-3354-0131
慶應義塾大学生協　信濃町店	03-3341-6355
三省堂書店　女子店大店	03-3203-8346
ブックファースト　新宿店	03-5339-7611
早稲田大学生協　理工店	03-3200-6083

◎文京区
お茶の水女子大学生協	03-3947-9449
東京医科歯科大学生協	03-3818-5232
東京大学生協　農学部店	03-3812-0577
東京大学生協　本郷書籍部	03-3811-5481
文光堂書店　本郷店	03-3815-3521
文光堂書店　日医大店	03-3824-3322
鳳文社	03-3811-7700

◎品川区
医学堂書店	03-3783-9774
昭和堂書店　書籍店	03-3788-2322

◎目黒区
東京大学生協　駒場書籍部	03-3469-7145
東京大学生協　先端研店	03-5452-6700

◎大田区
東邦稲垣書店	03-3766-0068
丸善　東邦大学売店	03-5753-1466

◎世田谷区
紀伊國屋書店　玉川高島屋店	03-3709-2091
東京農業大学生協	03-3427-5713

◎渋谷区
MARUZEN＆ジュンク堂書店　渋谷店	03-5456-2111

◎豊島区
ジュンク堂書店　池袋店	03-5956-6111
三省堂書店　池袋本店	03-6864-8900

◎板橋区
帝京ブックセンター	03-6912-4081
文光堂書店　板橋日大店	03-3958-5224

◎八王子市
くまざわ書店　八王子店	0426-25-1201
首都大学東京生協	0426-77-1413
東京薬科大学生協	0426-76-6368
有隣堂　八王子購買部（東京工科大学）	0426-35-5060

◎多摩
オリオン書房　ノルテ店	042-527-1231
木内書店	042-345-7616
コーチャンフォー　若葉台店	042-350-2800
ジュンク堂書店　吉祥寺店	0422-28-5333
ジュンク堂書店　立川高島屋店	042-512-9910
東京学芸大学生協	042-324-6225
東京農工大学生協　工学部店	042-381-7223
東京農工大学生協　農学部店	042-362-2108
文光堂書店　杏林大学店	0422-48-0335
法政大学生協　小金井購買書籍部	042-381-9140
MARUZEN 多摩センター店	042-355-3220
明治薬科大学生協	0424-95-8443

■ 神奈川
ACADEMIA 港北店	045-914-3320
麻布大学生協	042-754-1380
紀伊國屋書店　聖マリアンナ医大店	044-977-8721
紀伊國屋書店　横浜店	045-450-5901
慶應義塾大学生協　矢上店	045-563-0941
三省堂書店　新横浜店	045-478-5520
ジュンク堂書店　藤沢店	0466-52-1211
立野商店	0466-82-8065
田中歯科器械店（神奈川歯科大内）	046-826-1441
東京工業大学生協　すずかけ台店	045-922-0743
阪急ブックファースト 青葉台店	045-989-1781
丸善　東海大学伊勢原売店	0463-91-0460
丸善　明治薬科大学ブックセンター店	044-920-6251
丸善　ラゾーナ川崎店	044-520-1869
有隣堂本店　医学書センター	045-261-1231
有隣堂　北里大学売店	0427-78-5201
有隣堂　横浜駅西口医学書センター	045-311-6265
横浜市立大学生協　医学部福浦店	045-785-0601
横浜市立大学生協　本部店	045-783-6649

■ 山梨
ジュンク堂書店　岡島甲府店	055-231-0606
丸善　山梨大学医学部購買部	055-220-4079
明倫堂書店　甲府店	055-274-4331
山梨大学生協	055-252-4757

■ 長野
信州大学生協　工学部店	0262-26-3588
信州大学生協　繊維学部店	0268-27-4978
信州大学生協　農学部店	0265-78-9403
信州大学生協　松本書籍部	0263-37-2983
平安堂　長野店	026-224-4545
丸善　松本店	0263-31-8171
宮脇書店　松本店	0263-24-2435
明倫堂書店	0263-35-4312

■ 新潟
紀伊國屋書店　新潟店	025-241-5281
考古堂書店	025-229-4050
考古堂書店　新潟大学医学部店	025-223-6185
ジュンク堂書店　新潟店	025-374-4411
新潟大学生協	025-262-6095
新潟大学生協　池原店	025-223-2565
西村書店	025-223-2388
文信堂書店　技大店	0258-46-6437
宮脇書店　長岡店	0258-31-3700

■ 富山
紀伊國屋書店　富山店	076-491-7031
富山大学生協　工学部店	0764-31-6383
富山大学生協　五福店	0764-33-3080
中田図書販売　大泉本社	0764-21-0100
中田図書販売　富山大学杉谷キャンパス売店	0764-34-0929
Books なかだ本店　専門書館	0764-92-1197

■ 石川
金沢大学生協　医学店	076-264-0583
金沢大学生協　医学部保健学科店	0762-22-0425
金沢大学生協　角間店	076-224-0905
金沢大学生協　自然研店	076-231-7461
金沢ビーンズ明文堂書店　金沢県庁前本店	076-239-4400
紀伊國屋書店　金沢医大ブックセンター	076-286-1874
前田書店	076-261-0055

■ 福井
勝木書店　新二の宮店	0776-27-4678
勝木書店　福井大学医学部店	0776-61-3300

「実験医学」取扱店一覧 ❷

紀伊國屋書店　福井店	0776-28-9851	
福井大学生協	0776-21-2956	

■ 岐阜
岐阜大学生協　医学部店	058-230-1164
岐阜大学生協　中央店	058-230-1166
自由書房　新高島屋店	058-262-5661
丸善　朝日大学売店	058-327-7506
丸善　岐阜店	058-297-7008

■ 静岡
ガリバー　浜松店	053-433-6632
静岡大学生協　静岡店	054-237-1427
戸田書店　静岡本店	054-205-6111
マルサン書店　仲見世店	0559-63-0350
谷島屋　浜松本店	053-457-4165
谷島屋　浜松医大売店	053-433-7837
MARUZEN & ジュンク堂書店　新静岡店	
	054-275-2777

■ 愛知
大竹書店	052-262-3828
岡崎国立共同研究機構生協ショップ	
	0564-58-9210
三省堂書店　名古屋高島屋店	052-566-8877
三省堂書店　名古屋本店	052-566-6801
ジュンク堂書店　名古屋店	052-589-6321
ジュンク堂書店　ロフト名古屋店	052-249-5592
精文館書店　技科大店	0532-47-0624
ちくさ正文館　名城大学内ブックショップ	
	052-833-8215
名古屋工業大学生協	052-731-1600
名古屋市立大学生協　医学部店	052-852-7346
名古屋市立大学生協　薬学部店	052-835-6864
名古屋大学生協　本店	052-731-6815
名古屋大学生協　Books フロンテ	052-781-9819
丸善　愛知医大売店	052-264-4811
MARUZEN　名古屋本店	052-238-0320
丸善　藤田保健衛生大学売店	0562-93-2582

■ 三重
三重大学生協　翠陵会館第一書籍部	
	0592-32-5007
三重大学生協　BII 店	0592-32-9531
ワニコ書店	0592-31-3000

■ 滋賀
大垣書店　フォレオ大津一里山店	077-547-1020
紀伊國屋書店　大津店	0775-27-7191
滋賀医科大学生協	077-548-2134
滋賀県立大学生協	0749-25-4830
立命館大学生協びわこ・くさつ店	077-561-3921

■ 京都
大垣書店　イオンモールKYOTO店	075-692-3331
ガリバー京大病院店	075-761-0651
ガリバー京都店	075-751-7151
京都工芸繊維大学生協	075-702-1133
京都大学生協　宇治店	0774-38-4388
京都大学生協　南部ショップ	075-752-1686
京都大学生協　吉田生協会館	075-753-7632
京都大学生協　ルネ	075-771-7336
京都府立医科大学生協　医学部店	075-251-5964
京都府立大学生協	075-723-7263
ジュンク堂書店　京都店	075-252-0101
神陵文庫　京都営業所	075-761-2181
辻井書院	075-791-3863
同志社大学生協　書籍部京田辺店	0774-65-8372
丸善　京都本店	075-253-1599

■ 大阪
アゴラブックセンター	072-621-3727
大阪市立大学生協　医学部店	06-6645-3641
大阪大学生協　医学部店	06-6878-7062
大阪大学生協　豊中店	06-6841-4949
大阪府立大学生協	0722-59-1736
紀伊國屋書店　梅田本店	06-6372-5824
紀伊國屋書店　大阪薬科大学ブックセンター	
	072-690-1097
紀伊國屋書店　近畿大学医学部ブックセンター	
	072-368-6190
紀伊國屋書店　グランフロント大阪店	
	06-7730-8451
近畿大学生協	06-6725-3311
ジュンク堂書店　大阪本店	06-4799-1090

ジュンク堂書店　近鉄あべのハルカス店	
	06-6626-2151
ジュンク堂書店　高槻店	072-686-5300
ジュンク堂書店　難波店	06-4396-4771
神陵文庫　大阪支店	06-6223-5511
神陵文庫　大阪医科大学店	0726-83-1161
神陵文庫　大阪大学医学部病院店	06-6879-6581
摂南大学生協	072-866-3287
MARUZEN & ジュンク堂書店　梅田店	
	06-6292-7383
ワニコ書店　枚方店	072-841-5444

■ 兵庫
関西学院大学生協　神戸三田キャンパス店	
	079-565-7676
紀伊國屋書店　姫路獨協大学 BIC	0792-22-0852
紀伊國屋書店　兵庫医科大学売店	0798-45-6446
紀伊國屋書店　兵庫医療大学 BC	078-304-3116
好文社	078-974-1734
神戸大学生協　医学部メディコ・アトリウム店	
	078-371-1435
神戸大学生協　学生会館店	078-881-8847
神戸大学生協　ランス店	078-881-8484
ジュンク堂書店　三宮店	078-392-1001
ジュンク堂書店　姫路店	079-221-8280
神陵文庫　本社	078-511-5551
神陵文庫　西宮店	0798-45-2427
兵庫県立大学生協　播磨理学キャンパス店	
	07915-8-0007

■ 奈良
奈良栗田書店	0744-22-8657
奈良女子大学生協	0742-26-2036

■ 和歌山
神陵文庫　和歌山店	073-444-7766
和歌山県立医科大学生協	0734-48-1161
和歌山大学生協	0734-52-8497

■ 鳥取
鳥取大学生協	0857-28-2565
鳥取大学生協　医学部ショップ	0859-31-6030

■ 島根
島根井上書店	0853-22-6577
島根大学生協　医学部店	0853-31-6322
島根大学生協　ショップ書籍部	0852-32-6242

■ 岡山
岡山大学生協	086-256-4100
岡山大学生協　コジカショップ	086-256-7047
喜久屋書店　倉敷店	086-430-5450
紀伊國屋書店　クレド岡山店	086-212-2551
神陵文庫　岡山営業所	086-223-8387
泰山堂書店　川崎医大売店	086-462-2822
泰山堂書店　鹿田本店	086-226-3211
津山ブックセンター	0868-26-4047
丸善　岡山シンフォニービル店	086-233-4640

■ 広島
井上書店	082-254-5252
紀伊國屋書店　広島店	082-225-3232
紀伊國屋書店　ゆめタウン広島店	082-250-6100
ジュンク堂書店　広島駅前店	082-568-3000
神陵文庫　広島営業所	082-232-6007
広島大学生協　霞コープショップ	082-257-5943
広島大学生協　北1コープショップ	082-423-8285
広島大学生協　西2コープショップ	082-424-0920
フタバ図書　TERA広島府中店	082-561-0771
MARUZEN　広島店	082-504-6210

■ 山口
井上書店　宇部店	0836-34-3424
山口大学生協　医心館ショップ	0836-22-5067
山口大学工学部ショップ	0836-35-4433

■ 徳島
紀伊國屋書店　徳島店	088-602-1611
久米書店	088-623-1334
久米書店　徳島大前店	088-632-2663
徳島大学生協　蔵本店	088-633-0691
徳島大学生協　常三島ショップ	088-652-3248

■ 香川
香川大学生協　農学部店	087-898-9023
紀伊國屋書店　高松店	087-811-6622

ジュンク堂書店　高松店	087-832-0170
宮脇書店　本店	087-851-3733
宮脇書店　香川大学医学部店	087-898-4654
宮脇書店　総本店	087-823-3152

■ 愛媛
愛媛大学生協　城北店	089-925-5801
愛媛大学生協　農学部店	089-933-1525
紀伊国屋書店　いよてつ高島屋店	089-932-0005
ジュンク堂書店　松山店	089-915-0075
新丸三書店	089-955-7381
新丸三書店　愛媛大医学部店	089-964-1652
宮脇書店　新居浜本店	0897-31-0586

■ 高知
金高堂本店	088-822-0161
金高堂　高知大学医学部店	088-866-1461
高知大学生協　朝倉書籍店	0888-40-1661

■ 福岡
井上書店　小倉店	093-533-5005
喜久屋書店　小倉店	093-514-1400
紀伊國屋書店　久留米店	0942-45-7170
紀伊國屋書店　福岡本店	092-434-3100
紀伊國屋書店　ゆめタウン博多店	092-643-6721
九州工業大学生協　飯塚店	0948-24-8424
九州工業大学生協　戸畑店	093-883-0498
九州神陵文庫　本社	092-641-5555
九州神陵文庫　九州歯科大店	093-571-5453
九州神陵文庫　久留米大学医学部店	0942-34-8660
九州神陵文庫　福岡大学医学部店	092-801-1011
九州大学生協　医系書籍部	092-651-7134
九州大学生協　皎皎舎店	092-805-7700
九州大学生協　理農店	092-642-1755
ジュンク堂書店　福岡店	092-738-3322
白石書店　産業医科大学売店	093-693-8300
ブックセンタークエスト　小倉本店	093-522-3912
MARUZEN　博多店	092-413-5401

■ 佐賀
紀伊國屋書店　佐賀大学医学部ブックセンター	
	0952-30-0652
紀伊國屋書店　佐賀店	0952-36-8171
九州神陵文庫　佐賀店	0952-32-1122
佐賀大学生協　大学会館店	0952-25-4451

■ 長崎
紀伊國屋書店　長崎店	095-811-4919
長崎大学生協　医学部店	095-849-7159
長崎大学生協　文教店	095-845-5887

■ 熊本
九州神陵文庫　熊本大学医学部病院店	
	096-356-4733
金龍堂書店　まるぶん店	096-366-7123
熊本大学生協　医学店	096-373-5433
熊本大学生協　薬学店	096-362-0990
熊本大学生協　理工地区書籍店	096-344-2174

■ 大分
紀伊國屋書店　大分店	097-552-6100
九州神陵文庫　大分営業所	097-549-3133
九州神陵文庫　大分大学医学部店	097-549-4881
ジュンク堂書店　大分店	097-536-8181
明林堂書店　大分本店	097-573-3400

■ 宮崎
南九州大学生協	0983-22-0061
宮崎大学生協	0985-58-0692
メディカル田中	0985-85-2976

■ 鹿児島
鹿児島大学生協　桜ケ丘店	099-265-4339
鹿児島大学生協　中央店	099-257-6710
九州神陵文庫　鹿児島営業所	099-225-6668
紀伊國屋書店　鹿児島店	099-812-7000
ジュンク堂書店　鹿児島店	099-216-8838
ブックスミスミオプシア	099-813-7012

■ 沖縄
考文堂メディカルブックセンター	098-945-5050
ジュンク堂書店　那覇店	098-860-7175
戸田書店　豊見城店	098-852-2511
琉球大学生協　中央店	098-895-6085

■ 上記の取扱店へご注文いただければ通常より早くお届けできます.

■ 羊土社の出版情報はホームページで…
　URL：http://www.yodosha.co.jp/

【営業部連絡先】
TEL 03-5282-1211　FAX 03-5282-1212
E-mail：eigyo@yodosha.co.jp

実験医学 online 公開中コンテンツのご案内

3DCG アニメーション入門チュートリアル動画

4月号から掲載中の連載「研究3DCGアニメーション入門（1530ページ）」特設ページにて，初学者向けのチュートリアル動画をご覧いただけます！

〜オブジェクトのマテリアル・ライティング設定〜

www.yodosha.co.jp/jikkenigaku/cganimation/

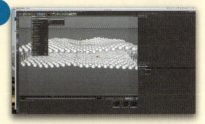

Smart Lab Life

- 科研費速報
- 超基本の英文法
- ひつじの書棚—編集部員による書評コーナー

…ほか，続々コンテンツ更新中！

www.yodosha.co.jp/smart-lab-life/

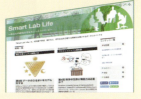

🏠 www.yodosha.co.jp/jikkenigaku/　 twitter.com/Yodosha_EM　 www.facebook.com/jikkenigaku

---

〈ア行〉
- アブカム㈱ ……………………… 前付 10
- ㈱医学書院 ……………………… 後付 5
- 岩井化学薬品㈱ ………………… 後付 8
- (公財) 上原記念生命科学財団 … 前付 3
- エッペンドルフ㈱ ……………… 記事中 1512

〈カ行〉
- ㈱高研 …………………………… 表 3

〈サ行〉
- ザルトリウス・ステディム・ジャパン㈱ … 表 4
- ㈱常光 …………………………… 前付 2
- ㈱スクラム ……………………… 前付 1

〈タ行〉
- ㈱ダイナコム …………………… 後付 4
- ㈱東京化学同人 ………………… 後付 1

〈ナ行〉
- ㈱ニッピ ………………………… 後付 2
- ニュー・イングランド・バイオラボ・ジャパン㈱ …………………………… 表 2

〈マ行〉
- (株)マトリクソーム …………… 後付 3

〈ラ行〉
- リード エグジビション ジャパン㈱ …………………………… 記事中 1538〜1539

実験医学 online の「本号詳細ページ（www.yodosha.co.jp/es/9784578125086/）」→「掲載広告・資料請求」タブより，掲載広告を閲覧および資料請求いただけます．

FAX 03(3230)2479　　**MAIL** adinfo@aeplan.co.jp　　**WEB** http://www.aeplan.co.jp/

広告取扱　エー・イー企画

生命を科学する 明日の医療を切り拓く

実験医学 バックナンバーのご案内

月刊ラインナップ

●毎月1日発行 ●B5判 ●定価（本体2,000円＋税）

最先端トピックを取り上げ，第一線の研究者たちが，それぞれの視点から研究を紹介！

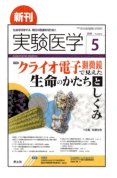
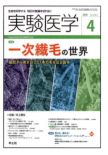
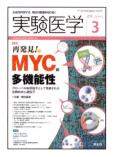
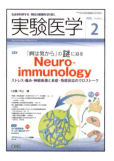
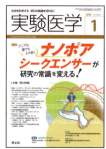
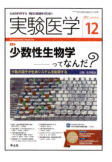
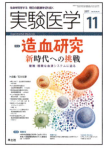
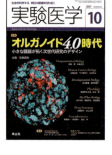
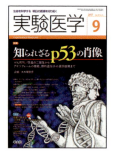
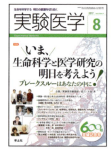
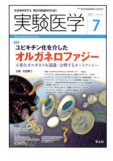
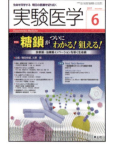
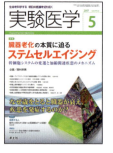
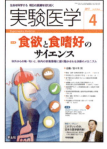
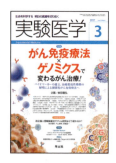
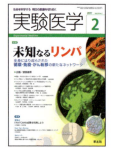
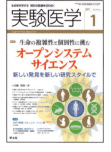
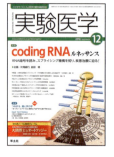
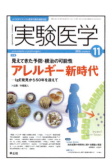
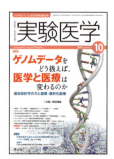

増刊号ラインナップ

●年8冊発行　●B5判　●定価（本体5,400円＋税）

各研究分野のいまを完全網羅した約30本の最新レビュー集！

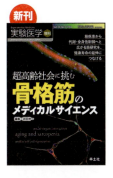 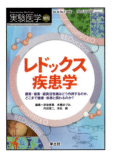 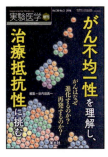 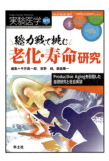 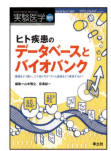

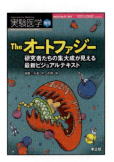 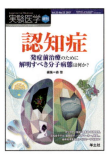 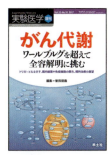 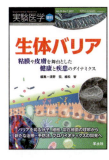 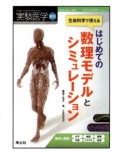

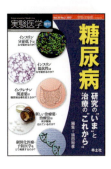 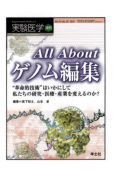 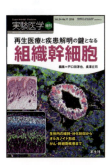 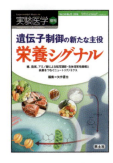 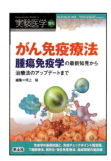

定期購読をご活用ください

冊子のみ	通常号のみ	本体 24,000円＋税
	通常号＋増刊号	本体 67,200円＋税
冊子＋WEB版（通常号のみ）	通常号	本体 28,800円＋税
	通常号＋増刊号	本体 72,000円＋税

※WEB版の閲覧期間は、冊子発行から2年間となります
※「実験医学 定期購読WEB版」は個人向けのサービスです。図書館からの申込は対象外となります

バックナンバーのお申し込みは最寄りの書店，または弊社営業部まで

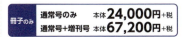 http://www.yodosha.co.jp/

〒101-0052　東京都千代田区神田小川町2-5-1
TEL：03(5282)1211　FAX：03(5282)1212
E-mail：eigyo@yodosha.co.jp

次号・7月号（Vol.36 No.11）予告

2018年7月1日発行

特集／次世代抗体医薬の衝撃
～新たな標的・新たな機序（仮題）

企画／津本浩平

- ■ 概論—現代の創薬における抗体医薬の位置づけ
  津本浩平
- ■ バイスペシフィック抗体　　　井川智之
- ■ ADC：Antibody-Drug Conjugate
  中田　隆，我妻利紀
- ■ がん免疫を標的とした抗体医薬　岡崎　拓
- ■ 糖鎖標的抗体　　　　　　　　　加藤幸成
- ■ 小型抗体　　　　　　　　　　　高木淳一
- ■ 抗体の改変技術　　　　　　　　伊東祐二
- ■ 抗体のインシリコ設計　黒田大祐，津本浩平
- ■ 抗体のエピトープ・プロファイリング
  永田諭志，鎌田春彦

－連載その他－ ※予告内容は変更されることがあります
- ● Update Review
- ● Trend Review
- ● クローズアップ実験法
- ● 個性派実験動物
- ● 創薬に懸ける
- ● 3DCG アニメーション入門 ほか

実験医学増刊号 最新刊
Vol.36 No.7（2018年4月発行）
超高齢社会に挑む 骨格筋のメディカルサイエンス

編集／武田伸一　　　　詳しくは本誌1529ページへ

◆編 集 後 記◆

今回の特集「がんは免疫系をいかに抑制するのか」では，注目冷めやらぬがん免疫療法について，併用療法の効果，抵抗性の基礎メカニズムの最新知見を集結いただきました．私が印象的に思ったのは，なぜ免疫細胞は，がんに悪用されてしまう免疫チェックポイントを備えているのかという素朴な疑問に，進化の観点から解答が考えられるという点です．基礎と臨床が高いレベルで融合するがん免疫研究は，引き続き要注目の分野です！

連載 Next Tech Review では，DNA とは違い一過的な遺伝情報の書き換えを可能にする「RNA編集」をご紹介いただきました．こちらもぜひご覧ください． （本多正徳）

個体における解析を行うにあたり欠かせない手法に免疫染色や in situ ハイブリダイゼーション（ISH）があります．しかしステップが多い実験で，かつ抗体や核酸プローブを使うため false positive のシグナルが心配な方も多いのではないでしょうか．5月末に発行予定の書籍『細胞・組織染色の達人』ではそのような心配を一気に解決．免疫染色や ISH の受託で多くの実績をもつジェノスタッフ株式会社に執筆いただいた実験書です．抗体やプローブの選び方はもちろん，実験の設計から結果の解釈までを通じて，間違いのない正しいデータを得るためのノウハウを詰め込んだ1冊です．乞うご期待ください． （早河輝幸）

■ 広告も読み物です．本誌掲載広告の中で興味をもたれた方は，メーカーに資料をご請求ください．

■ 本誌掲載の原稿は基本的に依頼原稿としてお願いしています．投稿原稿は受付けておりませんのでどうぞご了承ください．

実験医学

Vol. 36　No. 9　2018〔通巻617号〕
2018年6月1日発行　第36巻　第9号
ISBN978-4-7581-2508-6

定価　本体2,000円＋税（送料実費別途）

年間購読料
　24,000円（通常号12冊，送料弊社負担）
　67,200円（通常号12冊，増刊8冊，送料弊社負担）
郵便振替　00130-3-38674

© YODOSHA　CO., LTD. 2018
　Printed in Japan

発行人	一戸裕子
編集人	一戸敦子
副編集人	蜂須賀修司
編集スタッフ	本多正徳，山口恭平，間馬彬大，早河輝幸，藤田貴志
広告営業・販売	永山雄大，丸山　晃，近藤栄太郎，安藤禎康
発行所	株式会社 羊 土 社

　　　〒101-0052　東京都千代田区神田小川町2-5-1
　　　TEL　03（5282）1211／FAX　03（5282）1212
　　　E-mail　eigyo@yodosha.co.jp
　　　URL　www.yodosha.co.jp/

印刷所　昭和情報プロセス株式会社

広告取扱　株式会社 エー・イー企画
　　　TEL　03（3230）2744代
　　　URL　http://www.aeplan.co.jp/

本誌に掲載する著作物の複製権・上映権・譲渡権・公衆送信権（送信可能化権を含む）は（株）羊土社が保有します．
本誌を無断で複製する行為（コピー，スキャン，デジタルデータ化など）は，著作権法上での限られた例外（「私的使用のための複製」など）を除き禁じられています．研究活動，診療を含む業務上使用する目的で上記の行為を行うことは大学，病院，企業などにおける内部的な利用であっても，私的使用には該当せず，違法です．また私的使用のためであっても，代行業者等の第三者に依頼して上記の行為を行うことは違法となります．

[JCOPY] ＜（社）出版者著作権管理機構 委託出版物＞本誌の無断複写は著作権法上での例外を除き禁じられています．複写される場合は，そのつど事前に，（社）出版者著作権管理機構（TEL 03-3513-6969，FAX 03-3513-6979，e-mail：info@jcopy.or.jp）の許諾を得てください．

マクマリー 生化学反応機構 第2版
ケミカルバイオロジーによる理解

J. McMurry, T. Begley 著／長野哲雄 監訳
A5判上製　カラー　496ページ　本体5400円

主要な生体分子の代謝反応を反応機構に基づいて有機化学の視点から説明した学生向け教科書の改訂版．すべての反応機構が見直され，最近の文献を含む数百の参考文献を掲載．

図説 免疫学入門

D. Male 著／山本一夫 訳
A5判　カラー　168ページ　本体2300円

免疫学の基本原理から実験手法までを網羅したコンパクトな入門書．豊富なカラーのイラスト・写真が理解を助ける．各章では，基本となる専門用語のリストとその概要がわかりやすく記述されており，容易に専門用語の定義を正確に知ることができる．

バイオマテリアルサイエンス
― 基礎から臨床まで ― 第2版

山岡哲二・大矢裕一・中野貴由・石原一彦 著
A5判　2色刷　224ページ　本体2600円

この分野の理解に必要な基礎知識とその臨床応用について平易に解説した教科書の改訂版．工学部の化学や高分子化学，生物学などを基礎とする材料系だけでなく，医療（工学）系の学部や専門学校生などに最適．

基礎講義 遺伝子工学 I
アクティブラーニングにも対応

山岸明彦 著
A5判　カラー　184ページ　本体2500円

遺伝子工学の基礎を学ぶための教科書．各章の最初に章の概要，重要な語句，行動目標を掲げ，行動目標を達成したかどうかを章末の演習問題で確認できるようになっている．付属自習用講義ビデオと演習問題で学生の主体的学習を後押しする．

企業人・大学人のための 知的財産権入門
― 特許法を中心に ― 第3版

廣瀬隆行 著
A5判　2色刷　240ページ　本体2800円

知的財産を扱う現場で，企業人や大学人に必要とされる基本的考え方と具体的知識を理解しやすい表現で解説した入門書．第3版では，企業研究者に関係する職務発明制度などの最近の法改正を反映した．

ノーベル賞の真実
いま明かされる選考の裏面史

E. Norrby 著／井上 栄 訳
四六判上製　336ページ　本体2800円

50年間ノーベル文書館で非公開とされるノーベル賞の選考記録文書．近年公開された文書をもとに，DNA二重らせん構造の発見をはじめとする1960年代の代表的な生理学・医学賞，化学賞の選考過程の裏側を描く．報道では表に出なかったノーベル賞の選考秘話が満載．

続 狂気の科学
真面目な科学者たちの奇態な実験

R. U. Schneider 著／石浦章一 監訳
大塚仁子・原田公夫 訳
B6判　272ページ　本体2100円

ドイツでベストセラーとなり世界7ヵ国で翻訳された"狂気の科学"の続編．論文からはけっしてうかがい知ることのできない実験の奇想天外な裏話，科学者たちのユニークなエピソード満載の知的冒険選集．

愛と分子　惹かれあう二人のケミストリー

菊水健史 著
B6判上製　カラー　128ページ　本体1500円

異性はなぜ惹かれあうのか．絆を育む生物たちの魅力的な写真を前半部に掲載し，後半ではそれらを科学的に研究した興味深い結果をやさしく解説．生物が進化の過程で獲得してきた美しく洗練された愛と絆の分子メカニズムを紹介する．

〒112-0011　東京都文京区千石3-36-7　　**東京化学同人**　　Tel 03-3946-5311　定価は本体価格＋税
http://www.tkd-pbl.com　　　　info@tkd-pbl.com

Collagen Powder
粉末コラーゲン [研究用試薬]

溶液または凍結乾燥品しかなかったコラーゲンを
ネイティブな構造(三重らせん)を保ったまま、ニッピ独自の製法で、
取り扱いやすい粉末にすることに成功しました。(各国に特許出願中)
お好きな濃度、お好きな溶媒が選べます。

凍結乾燥品、スプレードライ品に比べ、
表面積が大きく溶けやすくなっております。

スプレードライ品

本製品

・濃度の調整が容易です。
・さまざまな溶媒を選べます。
・ネイティブな構造(三重らせん)を保っています。

研究用
コラーゲン線維シート
体内にほぼ近い状態のコラーゲンシート

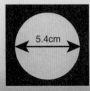
製品写真

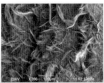
本製品(断面200倍)
微細な線維構造を持ち、緻密である

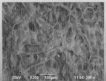
従来の凍結乾燥品(断面200倍)
隙間が多く、線維を形成していない

[製品特長]
・高度に精製したコラーゲン(純度95%以上)を原料とする。
・生体と同等の線維構造を保持。
・生体と同等の高密度(膨潤後で約20%の濃度)。

サイズ:直径5.4cm、厚み0.2mm(膨潤後1.0mm)

低エンドトキシンゼラチン

■ 豚皮由来
■ 無菌
■ 低エンドトキシン (10EU/g以下)

●従来のゼラチンに比べて、大幅にエンドトキシンを低減
　させています。
●エンドトキシンと強く反応する免疫系に対して不活性です。

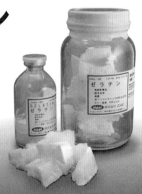

株式会社ニッピ バイオ・ケミカル事業部

〒120-8601 東京都足立区千住緑町1-1-1 TEL 03-3888-5184 https://www.nippi-inc.co.jp/inquiry/pe.html

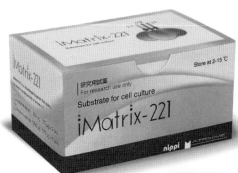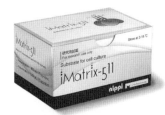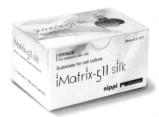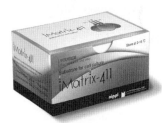

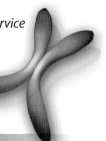

生体の科学

2018 May-Jun. Vol.69 No.3

〈編集委員〉
野々村禎昭　東京大学名誉教授
岡本　仁　理化学研究所脳神経科学研究センター 意思決定回路動態研究チームチームリーダー
松田道行　京都大学大学院医学研究科・生命科学研究科教授
栗原裕基　東京大学大学院分子細胞生物学教授

特集　生体膜のバイオロジー

特集によせて ……………………………………………………………………… 東京大学　栗原裕基

I. 理論
1. 再構成アプローチから明らかになった生体膜の基本的性質 ……… 中央大学　鈴木宏明
2. オルガネラ形態の物理モデリング ………………………………… 理化学研究所　望月敦史

II. 構造
3. BARドメインタンパク質と細胞骨格による細胞膜の構造構築 …… 奈良先端科学技術大学院大学　末次志郎
4. 細胞質および核質での脂肪滴の形成 ……………………………… 名古屋大学　大﨑雄樹
5. ラフト構造を介した細胞膜シグナル伝達 ………………………… 岐阜大学　鈴木健一

III. 動態
6. 細胞模倣膜の相分離構造と脂肪酸 ………………………………… 北陸先端科学技術大学院大学　髙木昌宏
7. リサイクリングエンドソームを制御する分子機構 ……………… 東京大学　田口友彦
8. エクソサイトーシスの分子機構 …………………………………… 北里大学　髙橋倫子

IV. 機能
9. 横紋筋の膜構造と興奮収縮連関 …………………………………… 京都大学　竹島　浩
10. 細胞膜を介したメカノセンシング ………………………………… 東京大学　山本希美子
11. 細胞膜にかかる張力と胚発生 ……………………………………… 東京大学　道上達男

V. 新技術
12. セミインタクト細胞リシール技術を用いた細胞機能解析 ……… 東京大学　村田昌之
13. マイクロデバイスを利用した人工脂質二重膜によるタンパク質機能解析 … 東京大学　竹内昌治
14. EMARS法の開発と膜マイクロドメイン研究への応用 ………… 高知大学　本家孝一

● B5　隔月刊　1部定価：本体1,600円+税　2018年年間購読受付中（含む号内増大号）　詳しくは医学書院WEBで

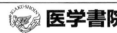
医学書院
〒113-8719　東京都文京区本郷1-28-23　[WEBサイト] http://www.igaku-shoin.co.jp
[販売・PR部] TEL:03-3817-5650　FAX:03-3815-7804　E-mail:sd@igaku-shoin.co.jp

---

Book Information

こんなにも面白い医学の世界
からだのトリビア教えます

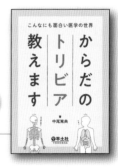

好評発売中

著／中尾篤典

お酒を飲んだあと〆のラーメンが食べたくなるワケ，バンジージャンプは失明を引き起こす？マリンスポーツと納豆アレルギーの意外な関係性とは？など，思わず誰かに教えたくなる医学の雑学「トリビア」を1冊にまとめました．

◆定価（本体1,000円+税）
◆フルカラー　A5判　88頁
◆ISBN978-4-7581-1824-8

へぇーそうだったんだ！と誰かに教えたくなること必至！

発行　羊土社

各研究分野を完全網羅した最新レビュー集

実験医学増刊号

年8冊発行 [B5判]
定価（本体5,400円＋税）

Vol.36 No.5（2018年3月発行）

レドックス疾患学
酸素・窒素・硫黄活性種はどう作用するのか、
どこまで健康・疾患と関わるのか？

編集／赤池孝章，本橋ほづみ，内田浩二，末松　誠

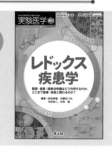

〈概論〉レドックス疾患学：レドックス制御の破綻による病態と新たな疾患概念
　　　本橋ほづみ，赤池孝章，内田浩二，末松　誠

1章　レドックスバイオロジーの新展開

Ⅰ．新たなレドックス応答分子と代謝シグナル制御
〈1〉活性イオウによる生体防御応答，エネルギー代謝と寿命制御　　澤　智裕，赤池孝章
〈2〉活性イオウとNOシグナル　　渡邊泰男，居原　秀
〈3〉活性イオウによるミトコンドリア機能制御　　西田基宏，西村明幸，下田　翔
〈4〉金属と原子の相互作用を解き明かすラマンイメージング
　　—原子間振動から読みとるメタボロミクスと疾患
　　末松　誠，納谷昌之，塩田芽実，山添昇吾，久保亜紀子，菱木貴子，梶村眞弓，加部泰明

Ⅱ．レドックス応答と細胞機能制御
〈5〉NADPHオキシダーゼ（Nox）によるレドックスシグナル制御　　住本英樹
〈6〉レドックス状態変動への生体適応を担うTRPチャネル　　黒川竜紀，森　泰生
〈7〉ASK1キナーゼによるレドックスシグナル制御
　　—多彩な翻訳後修飾を介したシグナル制御と
　　その破綻による疾患　　松沢　厚，一條秀憲
〈8〉糖代謝とレドックス制御　　久下周佐，色川隼人

Ⅲ．レドックスとストレス応答
〈9〉Keap1による多様なストレス感知機構　　鈴木隆史，山本雅之
〈10〉レドックス制御による小胞体恒常性維持機構の解明
　　—還元反応の場としての小胞体　　潮田　亮
〈11〉チオレドキシンファミリーとエネルギー代謝　　久堀　徹
〈12〉生体膜リン脂質のレドックス制御によるフェロトーシス制御　　今井浩孝

2章　レドックスと疾患

〈1〉ATF4とNrf2によるミトコンドリアホメオスタシス制御　　葛西秋宅，對馬迪子，伊東　健
〈2〉環境中親電子物質エクスポソームとその制御因子としての活性イオウ分子　　熊谷嘉人
〈3〉RNAイオウ編集の分子機構と代謝疾患　　魏　范研，富澤一仁

〈4〉セレノプロテインPによるレドックス制御と2型糖尿病　　斎藤芳郎，野口範子，御簾博文，篁　俊成
〈5〉チオレドキシンと心疾患　　佐渡島純一
〈6〉レドックスと呼吸器疾患　　杉ањひ久敏，一ノ瀬正和
〈7〉心筋におけるニトロソ化とリン酸化のクロストーク　　入江友哉，市瀬　史
〈8〉軽いは重い？
　　—神経変性疾患の発症における一酸化窒素の働きについて　　高杉展正，上原　孝
〈9〉消化管環境に存在するレドックス関連ガス状分子種と消化管疾患　　内藤裕二
〈10〉活性酸素による核酸の酸化と老化関連疾患
　　—発がんから神経変性まで　　中別府雄作
〈11〉フェロトーシスとレドックス生物学・疾患とのかかわり　　豊國伸哉
〈12〉NRF2依存性難治がんの成立機構とその特性　　北村大志，本橋ほづみ
〈13〉レドックス変化に応答した細胞内Mg^{2+}量の調節　　山崎大輔，三木裕明
〈14〉酸化ストレスと腎障害　　鈴木健弘，阿部高明
〈15〉内耳の酸化障害とその防御機構　　本蔵陽平，香取幸夫
〈16〉眼疾患と酸化ストレス　　國方彦志，中澤　徹
〈17〉骨粗鬆症の酸化ストレス病態　　宮本洋一，金子児太郎，上條竜太郎
〈18〉放射線障害における生物学的応答を介した酸化ストレス亢進機構　　小野寺康仁

3章　レドックスの検出手法，応用など

〈1〉レドックスイメージングのための蛍光プローブ開発　　花岡健二郎，浦野泰照
〈2〉光制御型活性酸素，窒素酸化物，イオウ放出試薬の開発　　中川秀彦
〈3〉活性イオウメタボローム：イオウ代謝物とレドックスバイオマーカー　　井田智章，西村　明，守田匡伸
〈4〉質量分析による電子伝達体小分子のイメージング　　杉浦悠毅
〈5〉レドックス活性鉄イオンイメージング　　平山　祐
〈6〉低酸素応答とレドックスシグナル　　武田憲彦，南嶋洋司
〈7〉脂質異常症に関連したタンパク質のS-チオール化　　中島史恵，柴田貴広，内田浩二

発行　羊土社 YODOSHA　〒101-0052　東京都千代田区神田小川町2-5-1　TEL 03(5282)1211　FAX 03(5282)1212
E-mail：eigyo@yodosha.co.jp
URL：www.yodosha.co.jp/
ご注文は最寄りの書店，または小社営業部まで

各研究分野を完全網羅した最新レビュー集

実験医学増刊号

年8冊発行 [B5判]
定価（本体5,400円＋税）

Vol.36 No.2（2018年1月発行）

がんの不均一性を理解し、治療抵抗性に挑む
がんはなぜ進化するのか？再発するのか？

編集／谷内田真一

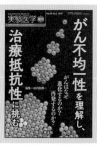

好評発売中

＜序＞　　　　　　　　　　　　　　　　　　　　谷内田真一

概論 がんの不均一性の理解を深めることでがんを克服できるか？　　　　　　　　　　　　　　　　　　　　谷内田真一

第1章 がんの不均一性の理解とがんの生存戦略

＜1＞病理組織学的観点からみた，がんの不均一性　　　　　　　　　　　　　　　　　　　野島 聡，森井英一
＜2＞臨床現場で経験するがんの不均一性　　松本慎吾
＜3＞病理解剖からがんの不均一性に迫る—ARAP（Akita Rapid Autopsy Program）の取り組み　前田大地
＜4＞骨髄異形成症候群の病態とクローン進化　小川誠司
＜5＞固形がんのゲノム，エピゲノムにおける空間的・時間的多様性と治療戦略　　　齋藤衆子，三森功士
＜6＞シングルセル解析とがんの不均一性
　　　　　　　　　　鹿島幸恵，鈴木絢子，関 真秀，鈴木 穣
＜7＞がんの不均一性を解明するための組織取得技術（GCM）の開発
　　　　　森本伸彦，船崎 純，堀 邦夫，髙井英里奈，谷内田真一
＜8＞三次元培養細胞分離装置によるがん不均一性の解析
　　　　　杉浦慎治，田村磨聖，渋田真結，加藤竜司，金森敏幸，柳沢真澄
＜9＞イメージング質量顕微鏡を用いたがんの不均一性の解析　　　　　　　　　　　　　　　　　　新間秀一
＜10＞がん微小環境とがんの不均一性　押森直木

第2章 がんの不均一性に伴うがんゲノムの進化

＜1＞発がん・進展に伴い不均一性を生み出すゲノム進化プログラム　　　　　　　　　　　　　　　　　　柴田龍弘

＜2＞エピジェネティクスとがん進化　福世真樹，金田篤志
＜3＞遺伝統計学における選択圧解析とがんゲノム進化解析
　　　　　　　　　　　　　　　　　　　　　　　岡田随象
＜4＞個人の一生におけるがんゲノムの進化　斎藤成也
＜5＞進化遺伝学とがんゲノム解析　　藤本明洋
＜6＞数理モデル研究による腫瘍内不均一性と治療抵抗性への挑戦　　　　　　　　　　　新井田厚司，宮野 悟
＜7＞がんにおける変異と進化のシミュレーション　土居洋文

第3章 がんの不均一性の克服に向けて

＜1＞血漿遊離DNA解析によるがんゲノム解析　油谷浩幸
＜2＞血中遊離核酸を用いたがん研究の最前線—CNAPS Xの最新情報　　　　　　　　　　　髙井英里奈
＜3＞末梢血循環腫瘍細胞はがんの不均一性を俯瞰的に評価できるのか？　　　　　　　　　　　　　　　　洪 泰浩
＜4＞がんの分子標的薬耐性機構の不均一性とその克服
　　　　　　　　　　　　　　　　　　　　　　　矢野聖二
＜5＞エストロゲン受容体陽性乳がんにおける治療耐性獲得メカニズムの新展開　　　　藤原沙織，中尾光善
＜6＞成熟リンパ系腫瘍の多様性に潜む共通の発症メカニズム
　　　　　　　　　　　　　加藤光次，菊繁吉謙，赤司浩一
＜7＞ゲノム解析による骨軟部腫瘍の多様性の解明と治療標的・バイオマーカーの探索　　平田 真，松田浩一
＜8＞神経膠腫の不均一性による治療抵抗性とその治療戦略
　　　　　　　　　　　　　　　　　　　　　　　武笠晃丈
＜9＞リンパ球レパトアシークエンスによるがん免疫微小環境解析　　　　　　　　　　　　　　　　石川俊平
＜10＞がんゲノムの進化と免疫チェックポイント阻害剤
　　　　　　　　　　　　　　　　　　　　　　　吉村 清

展望 がんの不均一性を標的にした新しい治療戦略を考える
　　　　　　　　　　　　　　　　　　　　　　　佐谷秀行

発行　羊土社 YODOSHA　〒101-0052　東京都千代田区神田小川町2-5-1　TEL 03(5282)1211　FAX 03(5282)1212
E-mail : eigyo@yodosha.co.jp
URL : www.yodosha.co.jp/

ご注文は最寄りの書店，または小社営業部まで

免疫チェックポイント研究用試薬

PD-1 / PD-L1 免疫チェックポイント分子
～がん治療の新時代～

アクロバイオシステムズ社

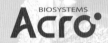

- 高品質リコンビナントタンパク質
- ヒト全長 PD-1 リコンビナントタンパク質（タグフリー）
- PD-1/PD-L1 経路阻害剤スクリーニングキット

バイオエクセル社

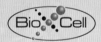

- 大容量モノクローナル抗体
  5mg, 25mg, 50mg, 100mg
- *InVivoMab*™
  低エンドトキシン、アザイドフリー
- *InVivoPlus*™
  InVivo 用 最高品質抗体

シノバイオロジカル社

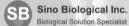

- 多動物種・高精製度リコンビナントタンパク質
  （ヒト・マウス・ラット・イヌ
   アカゲザル・カニクイザル）
- ウサギモノクローナル抗体

詳しくは「免疫チェックポイント関連試薬」WEB サイトへ
http://www.iwai-chem.co.jp/products/immune-checkpoint/

国内輸入販売元

岩井化学薬品株式会社

本　　社：〒103-0023 東京都中央区日本橋本町 3-2-10
営業本部：〒101-0032 東京都千代田区岩本町 1-5-11
営　業　所：筑波・多摩・三島・横浜・柏

▶資料請求・製品に関するお問合せは
テクニカルサポート課
TEL：03-3864-1469　FAX：03-3864-1497
http://www.iwai-chem.co.jp/